Superar el Trastorno por Déficit de Atención con Hiperactividad (TDAH) Sin Medicación

Guía para Padres y Educadores
Español Edição

Superar el TDAH Sin Medicación

Guía para Padres y Educadores
Español Edição

El Trastorno por Déficit de Atención con Hiperactividad

(TDAH)

es una batalla que puede ser ganada...

...sin la necesidad de medicación

La Asociación para Jóvenes, Niños y *Psicología Natural*

Publicaciones Educativas y Psychologias de Newark

Superar
el TDAH sin Medicación
Guía para Padres y Educadores

Español Edição

Impreso en USA
Publicaciones Educativas y Psychologias de Newark
Newark, NJ

ISBN-10   0615677886
ISBN-13   978-0615677880

Este libro está dedicado a los niños de Paterson, Newark, Elizabeth y Jersey City, NJ.

Agradecimientos

Un agradecimiento especial a Joel Nigg de la Universidad del Estado de Michigan, por su trabajo inspirador y ayuda personal. Gracias a Carol Confher por su apoyo y sus conocimientos a partir de los años de trabajo con niños de educación especial. Gracias, también, a Jackie McGraw, de la biblioteca pública de Paterson, NJ, por su trabajo con niños, y quien fue una de las fuentes iniciales de inspiración para la investigación que formó parte de este libro. También, gracias a Russell Barkley por su ayuda y guía en las etapas iniciales de investigación. Gracias a J.W. por su ayuda con la edición y a M.W. por su apoyo y conocimientos. Gracias también a la psicóloga escolar Keisha Hill por su apoyo, conocimientos, y declaraciones, así como también a Kim Booker, maestra de grado de la escuela de Paterson, NJ, por su apasionada dedicación para ayudar a sus estudiantes. También, un agradecimiento especial a Daniella Barroqueira de la Universidad del Estado de Illinois por proveer su experiencia personal con el TDAH, y al maestro de arte Ryan M. de la Escuela Pública de Newark por permitirnos reimprimir su experiencia inspiradora. Gracias también a David Rabiner de la Universidad de Duke por su valioso trabajo de investigación del TDAH y de la salud mental de los niños, y por su autorización para reproducir muestras de su profundo trabajo con el TDAH y la depresión. También, gracias a las Relaciones Públicas del Estado de Iowa y a los investigadores de la Universidad del Estado de Iowa por hacer su valiosa investigación disponible para el público, y por su reproducción en esta publicación. También, gracias a Sandra Rief por su excelente trabajo para los maestros así como también a Dianne Levin. Hay otros no nombrados aquí, incluyendo psicólogos escolares, trabajadores sociales, maestros de educación especial y directores cuyo enfoque positivo, ánimo, y la habilidad de dirigir sus escuelas, también proveyeron ejemplos usados en este libro.

Nota importante - Por favor leer

La información presentada en este libro está destinada para fines informativos y educativos y no como una directiva médica. La AYCNP (Asociación para Jóvenes, Niños y Psicología Natural, AJNPN) está encabezada por educadores y profesionales de la educación, (más que por psicólogos o profesionales médicos) con experiencia en educación de la ciencia y la salud así como también en certificación en la enseñanza de psicología y liderazgo educativo, aunque gran parte de la información de este libro deriva del trabajo de psicólogos y otros profesionales. Al leer esta publicación el lector reconoce que él o ella mantienen la plena responsabilidad en las elecciones de tratamientos para sí mismos o sus niños o los niños bajo su cuidado.

Este libro no reemplaza el tratamiento profesional si es necesario, sino que lo complementa. Al leer este libro, el lector reconoce su propia libertad de elección en la búsqueda del tratamiento médico, y está de acuerdo en que la Asociación para Jóvenes, Niños y Psicología Natural, así como también cualquier individuo asociado con la Asociación para Jóvenes, Niños y Psicología Natural, incluyendo autores citados en este libro, no tienen ninguna responsabilidad de las propias elecciones personales en materia de salud mental, u otro tratamiento médico, para ellos mismos o para sus niños.

Se alienta a los lectores a recolectar tanta información como sea posible de una variedad de fuentes confiables cuando se trata de tomar decisiones médicas que involucran la salud mental, evaluar opciones, y tomar decisiones informadas y equilibradas.

Cualquiera que personalmente experimente pensamientos suicidas, o cualquiera cuyos niños estén experimentando pensamientos suicidas, debería buscar ayuda de profesionales calificados.

Prefacio

Ryan es un maestro de arte en una escuela primaria y media de Newark, NJ. Él es muy querido por los estudiantes y por el personal, es un gran y productivo artista, tanto en la escuela como en el hogar, y sus estudiantes disfrutan de sus clases. Cuando Ryan estaba en la escuela media y la secundaria, fue diagnosticado con TDAH, y estuvo bajo medicación estimulante durante todos esos años. Él dice que le disgustaba mucho tomar la medicación, lo hacía sentir que no era "él mismo" y uno de los efectos secundarios de los estimulantes para él era la ira. Cuando ingresó a la universidad, dejó de tomar los estimulantes, pero lo que lo ayudó fue estar profundamente inmerso en el arte, era un estudiante de arte. El arte lo ayudó a enfocarse. Jugar fútbol regularmente lo ayudó con su hiperactividad y nunca volvió a la medicación. Hoy nadie tendría alguna razón para sospechar que alguna vez tuvo problemas asociados con el TDAH (puede leer información más detallada de Ryan en la página 81). La experiencia de Ryan no es única, y las piezas de su experiencia aparecen en las historias de muchos niños y adolescentes con TDAH.

Muchos padres son renuentes a que sus niños tomen medicación estimulante, muchos están preocupados por los efectos adversos de la medicación para el TDAH, usualmente estimulantes tales como el metilfenidato, más comúnmente referido como Ritalin, y anfetaminas, prescriptas bajo varios nombres. (Ritalin no es una verdadera anfetamina, pero es similar a una anfetamina). Muchos padres también se preguntan qué efectos adversos a largo plazo podría tener un niño o adolescente tomando medicamentos estimulantes por años.

Este libro fue producido trabajando con muchos niños y adolescentes con TDAH, por medio de investigación, y resumiendo el trabajo y las ideas de muchos profesionales del campo. Las bases de este libro comenzaron en el 2005, y refleja el trabajo de profesionales dedicados. Intenta presentar la información en una forma concisa y simple que es fácilmente asimilable por los ocupados padres y maestros, para que los niños puedan tener la plena oportunidad de atravesar sus años de niñez a la adolescencia libres de síntomas de TDAH.

Una entrenadora de lectura de la biblioteca pública de Paterson, NJ, describió su trabajo con niños, y cómo por medio de la ayuda de profesionales alentadores, y con algunos simples cambios en el estilo de vida, tales como atención a la dieta y la nutrición, junto con el atento apoyo de los padres, muchos niños que fueron etiquetados con TDAH, fueron ayudados a afrontar y superar los síntomas de este trastorno.

Russell Barkley es un autor muy conocido del tema TDAH, y su comunicación personal, así como su ánimo de leer el libro de Joel Nigg, pronto a ser publicado en el 2006, *¿Qué causa el TDAH?, Comprendiendo Qué Va Mal y Por Qué,* agrega más información a la investigación encontrada aquí.

Como resultado, no hay una única respuesta a la pregunta, "¿Qué causa el TDAH?", y no hay un solo niño o adolescente cuya composición genética o situación sea exactamente la misma, así que no hay una única solución al problema de la superación del TDAH.

Hay ciertos principios de salud mental y salud que se aplican a todos los ámbitos, y hay ciertas observaciones lógicas las cuales han sido científicamente corroboradas desde que comenzó la investigación para este libro.

Parecía demasiada coincidencia que en el mismo distrito escolar donde muchos niños jugaban video juegos cinco horas por día, lo que ciertamente no es exclusivo de ninguna región geográfica de Estados Unidos o del mundo, habría, lo que fue descrito por un psicólogo escolar, una "epidemia" de casos de TDAH. Un niño pre-adolescente que fue etiquetado con TDAH, y que empezó a tomar medicación estimulante, también jugaba video juegos alrededor de cinco horas diarias durante la semana escolar, además de ver películas y televisión durante los fines de semana. El niño estaba bajo una dieta de altos niveles de azúcar, y criado por un padre soltero.

Los estudios clínicos indican que mirar demasiada televisión de niño, puede contribuir a los síntomas tardíos de TDAH. Además, los estudios clínicos proveen una clara relación entre jugar video juegos violentos, con ambos síntomas de agresión y los asociados con TDAH. Dado que hoy en día la mayoría de los niños y adolescentes de las zonas marginales están jugando video juegos violentos o mirando películas violentas desde temprana edad (evidencia de esto se presenta en este libro), parece ser una conclusión razonable que esto pueda estar afectando la salud mental de muchos. Los medios de comunicación son solo una de las cuestiones que los padres deberían considerar cuando tratan el tema del TDAH.

Hay muchos ajustes positivos en el estilo de vida que pueden ayudar a los niños y adolescentes que manifiestan síntomas de TDAH. Además, con cualquier dificultad o trastorno de salud mental, desarrollar una lista personal o arsenal de habilidades de afrontamiento ayuda a cualquier individuo a afrontar e incluso superar los síntomas asociados con ese trastorno.

Sí, el TDAH está siendo sobre-diagnosticado hoy en día, de acuerdo a lo que parece ser la investigación más exacta, y sí, la medicación para el TDAH es sobre-prescrita. Los padres, entonces, necesitan considerar cuidadosamente sus elecciones en este asunto. Hay mucha evidencia que un niño o un adolescente puede superar el TDAH sin medicación, lo que a largo plazo, para la mayoría de los niños, es una mejor opción que tomar medicamentos estimulantes.

Hay ciertamente un componente genético en los niños que desarrollan síntomas de TDAH. ¿Por qué un niño en la misma familia, viviendo en el mismo ambiente, desarrolla TDAH y los otros dos en el mismo grupo etario no?

Sin embargo, como cualquier trastorno de salud mental, el TDAH no es puramente genético. Es más que probablemente una combinación de la genética, factores ambientales y factores de stress sociales. Muchos de estos factores pueden ser deliberadamente cambiados y modificados, y hacer cambios en el estilo de vida puede ayudar a los niños a superar los síntomas de TDAH. Los padres deberían considerar qué cambios pueden hacer en su estilo de vida, qué habilidades nuevas de afrontamiento pueden aprender y desarrollar sus niños. Pueden ser sorprendidos por los resultados positivos de sus niños.

Este libro no pretende ser un libro de reglas para los padres, y no se supone que sea la última palabra o la guía definitiva sobre el tema. Hay muchas fuentes a las que puede recurrir, especialmente en los últimos tres o cuatro años, que proveen ideas intuitivas sobre auto-ayuda para el TDAH. Esta es una fuente que esperamos ayudará a muchas familias, pero que también podría llegar a ser un trampolín para una mayor investigación en el futuro.

Además, este libro no está relacionando ni documentando las experiencias de un individuo, sino que, representa la combinación de una vida de trabajo de muchos individuos dedicados que trabajan con niños diariamente, y de otros que lo han convertido el trabajo de sus vidas al investigar los serios problemas de los niños. Ofrece una diversidad de información de muchas fuentes sobre qué puede ayudar a los niños, padres y maestros, sumado a las experiencias de aquellos que han unido este trabajo.

Le deseamos éxito en ayudar a su niño a superar los síntomas del TDAH, y esperamos que este libro lo ayude a lo largo de su comprensión de este trastorno, así como en el desarrollo de habilidades de afrontamiento e implementación de cambios en el estilo de vida, que pueden ayudar a su niño a superar el TDAH sin medicación.

****

La Asociación para Jóvenes, Niños y Psicología Natural (AJNPN) es una corporación sin fines de lucro registrada en New Jersey desde 2008. Parte de las ganancias de esta publicación se filtran de vuelta a la comunidad para varios proyectos modestos para el desarrollo y beneficio de los niños y jóvenes, así como para la educación de la salud mental, el tratamiento no farmacológico, la auto-ayuda, y la prevención.

Por favor póngase en contacto con la AJNPN al aycnp@winmentalhealth.com para cualquier sugerencia para futuras ediciones de este libro. Gracias.

Contenidos

Capítulo 4 - ¿Otras soluciones para el TDAH?

"Enmascarar los síntomas en vez de remover la causa de los problemas siempre ha retardado el desarrollo de la salud comunitaria. El área más fructífera de la investigación sería la prevención." Lawrence Green, Ph.D., J.M. Ottoson, Ph.D., 1999. Community Population and Health.

Introducción

Una entrenadora de lectura de la biblioteca pública de Paterson, NJ, habló de primera mano acerca de su experiencia con niños con TDAH. Ella había trabajado con cientos de niños quienes habían sido diagnosticados con TDAH, o quienes estaban al borde de ser clasificados como tales, y sintió que la mayoría de estos niños podían ser ayudados, si a sus padres se les daba apoyo y educación sobre cómo ayudar a sus niños, a través de cambios positivos en la dieta del niño, así como apoyo de servicios como el provisto por el programa de la biblioteca. La biblioteca pública de Paterson provee servicios para la atención individual en la lectura para niños, después de la escuela.

Ella explicó que en todos sus años de trabajo profesional, habiendo trabajado personalmente con cientos de tales niños, se había encontrado solamente con un puñado que ella sentía, realmente calificaban como con TDAH. En aquellos casos, ninguno de estos estudiantes habían pasado a la medicación, y fueron ayudados sin medicación a través de un apoyo profesional no farmacológico y con simples cambios en el estilo de vida que los padres fueron alentados a implementar, así como a través de tiempo y atención extra de los padres preocupados y solidarios.

El arte parece tener un efecto positivo para los niños diagnosticados con TDAH. Los estímulos tranquilos, solitarios, y positivamente pacíficos, ayudan a los niños a enfocarse. El material suplementario de la profesora Daniella Barroqueira, Ph.D, del Estado de Illinois, quien ella misma tiene TDAH, y cuya experiencia es reflejada por un maestro de grado de arte de la escuela de Newark que hace referencia este libro, ayuda a apoyar el punto de vista que el arte puede ayudar a algunos niños, jóvenes y adultos, a afrontar y superar los síntomas del TDAH, que algunos niños y jóvenes con TDAH son altamente visuales y creativos, y que lo negativo del TDAH puede transformarse en positivo.

Un maestro de arte escolar y colega quien ha sido etiquetado como con TDAH y que tomó Ritalin, y luego Adderall, a lo largo de la escuela media y secundaria, explicó que lo que más le disgustaba acerca de ello era "la etiqueta". Lo hacía sentir diferente, apartado de otros niños. (Cuando un niño siente un estigma social de una etiqueta psiquiátrica tal como el TDAH, esto puede ser incluso más perjudicial a largo plazo que los síntomas asociados con el trastorno mismo. Ver David Rabiner, página 89). Cuando él estaba con estimulantes, nunca se sintió él mismo, y la medicación contribuía a problemas de ira. Dijo que lo que lo ayudó, fue ir a la universidad, y sumergirse en el arte y jugar futbol. El arte lo ayudó a enfocarse y el futbol fue simplemente la terapia correcta para su hiperactividad. Ahora, como maestro, está bien adaptado y ayuda a los niños, muchos de los cuales tienen algunos de los mismos síntomas con los que él lidió cuando estaba en la escuela.

El etiquetado de desórdenes psiquiátricos por sí mismo es un tema de mucha controversia en el campo de la salud mental y psiquiatría, y ambos, profesionales e individuos con dificultades de salud mental, tienen objeciones y reservas.

David Rabiner, Ph.D, de la Universidad de Duke, es un investigador del TDAH a la vanguardia en la evaluación científica de la información y de los estudios clínicos sobre TDAH. Rabiner representa una visión moderada sobre la medicación para el TDAH, presentando todos los lados del tema en cuestión, y ha provisto material para este libro sobre el tema de la medicación para el TDAH, así como información suplementaria sobre depresión infantil, que es a menudo comorbilidad o coincidencia con los síntomas del TDAH. Debido a que la depresión es común en el tratamiento del TDAH, y el TDAH tratado farmacéuticamente a veces resulta en depresión o en la prescripción de antidepresivos, el tema de los antidepresivos, especialmente para niños y adolescentes, es tenido en consideración aquí.

Además, un resumen de un estudio de la Universidad del Estado de Iowa se incluye en la sección de material suplementario, que provee soporte científico sobre el tema que los video juegos violentos pueden afectar el nivel de agresión de un niño, así como contribuir a los síntomas del TDAH, algo que ha sido observado por muchos, pero para lo cual han faltado pruebas suficientes hasta este punto.

Joel Nigg, Ph.D, de la Universidad del Estado de Michigan, quien gentilmente ayudó en las primeras etapas para reunir el material que condujo a este libro, y quien escribió el libro, *¿Qué causa el TDAH?*, sugirió en su libro que el jugar video juegos violentos podría ser un factor contribuyente de los síntomas del TDAH y del propio trastorno. (El Profesor Nigg apoya la idea que hay un amplio rango de factores, incluyendo el ambiental, que podrían contribuir al TDAH, aportando la evidencia científica, así como también sugiriendo que un número de factores necesitan ser más investigados, incluyendo los hábitos televisivos de los niños en términos del contenido y la cantidad). Desde los tiempos de la investigación del Dr. Nigg, parece haber más evidencia directa entre jugar video juegos y el TDAH. Russell Barkley, Ph.D, cuyo trabajo hace referencia este libro, también proveyó amablemente orientación y ofreció opiniones que condujeron a la formulación de alguno de los materiales de este libro.

Hay muchos otros cuyo trabajo ha sido usado en conexión con este libro, y se espera que esta información pueda ayudar específicamente a padres, a ayudar a sus niños a superar los síntomas del TDAH sin medicación, y que pueda ayudar a algunos maestros y equipos de estudio infantil a tomar un enfoque más moderado hacia la medicación de los niños.

Incluso si un padre elige que su niño tome medicación para el TDAH, los principios de este libro pueden ser de valor, y pueden ayudar al niño a experimentar los síntomas en un menor grado. No hay ningún libro que provea todas las respuestas a todos los problemas médicos, psicológicos o de comportamiento. Sin embargo, educándose uno mismo con varios puntos de vista y perspectivas es el curso de la sabiduría, y puede contribuir a una mayor oportunidad de éxito.

Capítulo 1

¿Qué es el TDAH?
Síntomas del TDAH
El TDAH y la Escuela
La Controversia del Etiquetado
Familias de Padres Solteros
¿Qué causa el TDAH?
TDAH y Trastorno Bipolar
Abuso Infantil
Desórdenes del Sueño
Prevención, Cuidado Prenatal

"Nos hemos acostumbrado a tomar pastillas por mucho que nos aflija. Pero los medicamentos prescritos no son infalibles y muchos han sido retirados del mercado o golpeados con una advertencia de la FDA, debido a los efectos adversos perjudiciales para la salud. No carecemos de alternativas. Muchas de las investigaciones muestras que el ejercicio, la dieta, y otros cambios en el estilo de vida son armas efectivas..."

"Seamos honestos: hay una gran conveniencia en tomar una pastilla. Es simplemente mucho más fácil que cambiar lo que comemos, reunir el tiempo y la fuerza de voluntad para ejercitar..."

De: *Más allá de las pastillas: 5 condiciones que puede mejorar con cambios en el estilo de vida. Harvard Health Newsletter.*

¿Qué es el TDAH?

El hijo de Jennifer, Matt, siempre había sido difícil. El destrozaba la casa como un tornado, gritando, pateando y saltando de los muebles. Nada mantenía su interés por más de unos pocos minutos, y con frecuencia corría sin previo aviso y a mitad de una oración, sin preocuparse de tropezar con nada ni nadie.

Jennifer estaba agotada, pero cuando Matt estaba en pre-escolar, no estaba demasiado preocupada porque ella pensaba, "los niños siempre serán niños".

Sin embargo fue una lucha tratar de conseguir que Matt cooperara, y cuando ingresó al tercer grado, su comportamiento perturbador y su falta de atención en clase hicieron que su maestra levantara la bandera roja. Jennifer llevó a Matt al pediatra, quien, luego de una corta entrevista, le informó a Jennifer que Matt probablemente tenía el TDAH. La mejor cosa hubiera sido prescribir una medicación estimulante, los que podría no necesitar tomar el resto de su vida, pero sí lo más probable, al menos por el resto de sus años escolares.

Jennifer estuvo aliviada y preocupada al mismo tiempo. Mientras estaba feliz al oír que Matt tenía una condición diagnosticable, la posibilidad de que su hijo estuviera bajo medicación por cinco o más años la afligía. ¿La medicación era realmente necesaria? y, ¿el TDAH es un trastorno real?, eran algunas de sus preguntas. También, ¿qué hay acerca de los efectos adversos? ¿Qué le haría la medicación al cuerpo de su hijo? El pediatra le aseguró a Jennifer que todo iría bien, y la envió a su casa con la prescripción.

Resumen de Síntomas Asociados con TDAH

Estos son algunos de los síntomas comúnmente asociados con el TDAH:

- *Concentración pobre, distracción, comportamiento impulsivo, errores de descuido, dificultad en controlar la ira, incapacidad para completar tareas, dificultad para sostener la atención en las tareas.*

- *Comportamiento hiperactivo, actividad excesiva, movimientos nerviosos, retorcerse, correr, trepar excesivamente.*

- *Poca habilidad para escuchar.*

- *Hablar excesivamente, soltar las respuestas antes de escuchar toda la pregunta.*

David Rabiner, de la Universidad de Duke, un experto en TDAH, describe el Trastorno de Déficit de Atención con Hiperactividad (TDAH), como "un trastorno caracterizado por un patrón persistente de inatención y/o hiperactividad/ impulsividad que ocurre en entornos académicos, ocupacionales o sociales."

Alguno de los problemas asociados con el TDAH incluyen, cometer errores por descuidos, fallas al completar tareas, dificultad para ser organizado y distraerse fácilmente.

Otros problemas están asociados con hiperactividad, tales como movimientos nerviosos, retorcerse, correr excesivamente o trepar, imposibilidad de ejercitar autocontrol o sentarse quieto en clase, habla inapropiada o excesiva, estar en constante movimiento, impulsividad e impaciencia, dificultad para esperar su turno, soltar las respuestas en clases e interrumpir frecuentemente, entre otros problemas.

Rabiner explica que "Aunque muchos individuos con TDAH muestran ambos síntomas de inatención e hiperactividad/impulsividad, algunos individuos muestran síntomas de un grupo pero no de otro".

¿Quiénes son afectados por los síntomas de TDAH?

- El TDAH es usualmente considerado una condición infantil, pero los síntomas del TDAH también pueden estar presentes en adultos.

- Los síntomas del TDAH se manifiestan con una concentración pobre, control impulsivo, falta de atención o enfoque. El TDAH a veces incluye hiperactividad, lo que puede ser el caso tal vez en el 40 a 70% de los diagnósticos de TDAH.

- Del 3 al 10% de los niños en cada estado (Estados Unidos) – 2.5 millones de niños en edad escolar, son diagnosticados con TDAH.

- Hasta 2/3 de los niños que son diagnosticados con TDAH son también diagnosticados con un amplio rango de trastornos de salud mental secundarios (comórbidos) tales como depresión, trastorno de ansiedad, Síndrome de Tourette, Trastorno Negativista Desafiante (TND) o Trastornos de Conducta (TC). (Ashley, S., 2005).

Ya que cada niño muestra alguno de los síntomas asociados con TDAH, ¿Cuándo se diagnostica el TDAH? En pocas palabras, cuando los síntomas son prolongados y perjudiciales para la vida diaria del niño (o adulto) durante un periodo prolongado de tiempo.

El TDAH y la Escuela

El TDAH es más frecuentemente tratado a través del sistema escolar, aunque a veces un padre o un pediatra puede ser el primero en expresar preocupación acerca de los aparentes síntomas del TDAH. Un maestro con frecuencia puede alzar la primera bandera roja. El niño es evaluado y un equipo de estudio infantil trabaja con el niño, los maestros y los padres, examinando al niño para el TDAH. Si se considera que un cierto número de síntomas alcanza un nivel de intensidad y duración al punto tal que interfiere con las habilidades del niño para sobrellevar las actividades diarias durante un periodo largo de tiempo, esto puede resultar en un diagnóstico de Trastorno de Déficit de Atención con Hiperactividad o Trastorno de Déficit de Atención, una etiqueta de TDAH para el niño.

El beneficio del diagnóstico es que permite a los educadores y al equipo de estudio infantil darle tiempo extra y atención al niño individual. También puede estar disponible un asistente personal. Los padres pueden tomar medidas apropiadas para educarse a sí mismos y hacer ajustes en su crianza y esto podría ayudar a compensar la predisposición del niño hacia la hiperactividad o la distracción. Los educadores también pueden trabajar al proveer soluciones educativas positivas para estos estudiantes. La atención extra dada al niño en varias formas, juntamente con los ajustes que los padres puedan hacer, usualmente pueden ser factores claves en la mejora del niño.

Cuando los educadores y los psicólogos hacen un diagnóstico de un trastorno tal como el TDAH, hay usualmente cierto grado de subjetividad en la interpretación de los síntomas, esto es así porque depende en cómo un psicólogo o un equipo ven e interpretan estos síntomas. Los exámenes asistidos por computadora también son interpretados subjetivamente, en vez de ser puramente científicos. El EEG (electroencefalograma, que consiste en el registro de la actividad eléctrica del cerebro a través de electrodos en el cuero cabelludo), parece aportar cierto grado de corroboración con el diagnóstico observacional del TDAH, y aunque no completa la prueba, es uno de los varios métodos o exámenes que pueden ser usados para realizar el diagnóstico.

Los padres y los maestros deberían notar que es generalmente reconocido que la medicación estimulante usualmente o no necesariamente, aumenta significativamente el grado de desempeño. (Eide & Eide, 2006, Dogget, M., 2004). Aquellos estudios que atribuyen un aumento en el desempeño debido a la medicación, usualmente no delinean entre los beneficios de la medicación, y la de cualquiera de las numerosas intervenciones que están siendo administradas al mismo tiempo, dando una impresión desviada que los logros académicos positivos son atribuibles a la medicación, cuando de hecho, pueden ser el resultado de la terapia, la educación especial, el incremento de atención proporcionada al niño, la responsabilidad de los maestros, u otros cambios.

Etiquetado de Trastornos Psiquiátricos

Para tener en cuenta: No todos están de acuerdo con el sistema de etiquetado que se refiere a muchos trastornos psiquiátricos. (Eide, B.,et al., 2006; Shannon, S., M.D., 2007). Se ha desarrollado una tendencia de etiquetado y medicación, basada en lo que se conoce como "modelo médico" de psiquiatría, que es la plataforma más común en la psiquiatría del siglo 21 (y de la última parte del siglo 20), pero no necesariamente aceptada universalmente incluso en la comunidad profesional, (Olfiman, S., 2007). Además, hay otros modelos de psicología que explican más ampliamente las varias dinámicas involucradas en el desarrollo de trastornos de salud mental y para salud mental en general.[1]

El modelo médico consiste en identificar los síntomas que presenta la persona, haciendo coincidir estos síntomas con una lista de síntomas que se indican en el DSM-IV, (DSM-5, 2012), el libro de los trastornos psiquiátricos, y determinar una etiqueta apropiada para el trastorno. Entonces se prescribe lo que parece ser la medicación apropiada, y/u otro tratamiento para ese trastorno. A veces la terapia se usa en conjunto con el tratamiento farmacológico, sin embargo, en la práctica común de la psiquiatría moderna basada en el "modelo médico", la terapia, las soluciones educativas, el entrenamiento de los padres, la psico-educación, o la auto-ayuda, son consideradas secundarias, y a veces se les da muy poca, o ninguna consideración. En realidad, la auto-ayuda y los cambios en el estilo de vida necesitan ser considerados con cualquier diagnóstico psiquiátrico, y al darle atención a esto, muchos, o incluso la mayoría de los síntomas del TDAH pueden ser tratados.

Los estudios han indicado que los niños que pasan tiempo al aire libre, por ejemplo, resultan ser beneficiados con una reducción positiva en los síntomas del TDAH. (Kuo, F.E., Ph.D., Taylor, A., Ph.D., 2004). Es también posible que los niños que miran menos televisión (o que pasan menos tiempo jugando video juegos), pudieran llegar a beneficiarse en términos de una reducción en la intensidad de los síntomas asociados con el TDAH en el corto y largo plazo. (Cristakis, D., 2004)

Algunos padres que le han cortado la televisión y los video juegos a sus niños durante la semana escolar, han visto mejoras dramáticas en la habilidad de sus niños para concentrarse en sus tareas escolares y enfocarse. Algunos han hallado que la mejora en la dieta resulta en una reducción de los síntomas.

La etiqueta "TDAH", considerada en este libro, es una práctica que puede ser controversial, y que en algunos países (como Gran Bretaña), ha sido resistida por la comunidad profesional hasta hace relativamente poco tiempo. (Gran Bretaña no ha sido tan predispuesta a prescribir medicación para el TDAH como lo ha sido Estados Unidos). Además, la práctica de etiquetar a una persona, "mi hijo tiene TDAH", "mi hija es bipolar", es algo que no es alentado por muchos, incluyendo grupos de apoyo y agencias gubernamentales de salud mental.

---

[1]Ver: Bronfenbrenner's Ecological Systems Theory. Dede Paquette – John Ryan. *National-Louis University.*

Una adolescente de Seattle que tenía trastorno bipolar dijo que la ayudó cambiar la forma en que expresaba su experiencia. Al decir "Tengo un trastorno bipolar" en vez de "Soy bipolar", la ayudó a verse como una "persona completa", que "la enfermedad era algo con lo que" ella "podía vivir, y no algo que definía mi existencia". (Johnson, Linnea, Spring 2012. *NAMI Voice*). Por lo tanto, este libro trata de evitar etiquetar a aquellos que tienen síntomas de TDAH como con TDAH, o ni siquiera necesariamente que tengan TDAH, como si no hubiera nada que se pueda hacer al respecto más que afrontar, sino más bien como tener los síntomas asociados con TDAH.

Un recurso excelente y equilibrado sobre el tema del etiquetado en salud mental, especialmente relacionado con niños y adolescentes, es el libro, Por Favor No Etiquete A Mi Niño, de Scott Shannon, Ph.D, un psiquiatra infantil con años de experiencia en ayudar niños, con sus padres, con una amplia variedad de problemas psiquiátricos.

El *Manual de Diagnóstico y Estadística -IV (DSM), de la Asociación Americana de Psiquiatría, Revisión del Texto DSM-IV-TR, es usado por los profesionales de la salud mental para diagnosticar trastornos de salud mental. El TDAH se refiere al trastorno de déficit de atención con hiperactividad, y lo que en el pasado comúnmente se refería como TDA, trastorno de déficit de atención. El DSM-IV-RT separa el TDAH en tres sub-clasificaciones:* **TDAH, Tipo Combinado**; que incluye síntomas típicos del TDAH, junto *con* hiperactividad e impulsividad; **TDAH, Tipo Predominantemente Desatento**, que ha sido referido en el pasado como TDA, o trastorno de déficit de atención, *sin* hiperactividad o impulsividad significativa; **TDAH, Tipo Predominantemente Hiperactivo/Impulsivo**, cuando la distracción y la inactividad *no* son significantes. Ver: *Centro de Control y Prevención de Enfermedades (CDC)*, Trastorno de Déficit de Atención con Hiperactividad (TDAH) - Síntomas y Diagnóstico. La edición revisada del DSM-V, está disponible al tiempo de la publicación de este libro.
Ver: http://www.psych.org/mainmenu/research/dsmiv/dsmv.aspx

"...Pero la etiqueta - y el tratamiento - no habían tocado la verdadera tensión en el corazón del problema de Melanie: su falta de conexión con sus padres demasiado ocupados en el trabajo y emocionalmente no disponibles. Por Favor No Etiquete A Mi Niño, Scott Shannon, M.D., p.20.

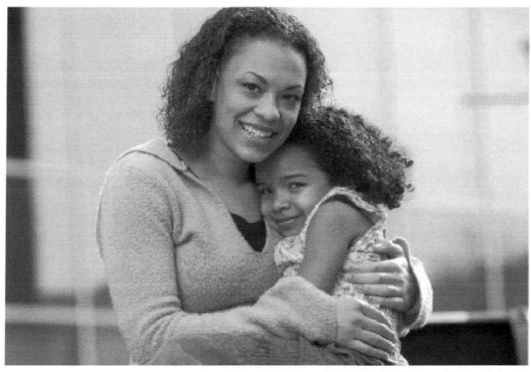

Familias de Padres Solteros

Un número desproporcionado de niños de hogares de padres solteros son diagnosticados con TDAH. Una pobre estructura familiar puede ser un factor. (Bee, H., et al., 2007). La falta de límites apropiados en el hogar puede contribuir a problemas en la escuela. Sin embargo, otros factores pueden estar involucrados. Los niños necesitan amor, tiempo y atención de sus padres, así como también fuertes vínculos emocionales. Cuando estos faltan, pueden contribuir a problemas de conducta y de atención en la escuela u otro lado.

Muchos padres solteros sinceros luchan para ganarse la vida y proporcionar un hogar amoroso en el cual criar a su niño. El desafío de trabajar y criar una familia puede dejarlo a uno con poca energía al final del día, y puede ser desafiante cumplir ambas demandas físicas y emocionales de criar a un niño. Esto puede hacer difícil para algunos padres proporcionar la situación ideal para sus niños. (Hill, K., 2006). Algunos padres solteros, entonces, pueden enfrentar dificultades equilibrando las necesidades de sus niños, con la lucha para ganarse la vida, especialmente si tienen varios niños. Los abuelos y otros cuidadores también pueden enfrentar desafíos únicos en este aspecto.

Muchos directores y maestros son una fuente incondicional de amor y apoyo para los niños quienes de otra forma no podrían recibir amor, tolerancia o aprobación. Debido a que el estilo de enseñanza puede hacer una diferencia significativa en la vida y el éxito de un niño, los maestros son animados a ser pacientes y a ayudar a los niños a tener éxito, así como también a evitar ser irrazonables o severos. A menudo los niños están en la escuela la mayor parte del día, muchos están en los programas después de clases, incluso en programas que ayudan a los niños con sus tareas.

Mucho se espera de los maestros en términos de ayudar a los niños a desenvolverse bien académicamente, pero también debe notarse que hay factores en la escuela, en el hogar, y en la comunidad, que pueden contribuir a las dificultades del niño en triunfar académicamente y en clase. Hay múltiples facetas involucradas en la dinámica del éxito de un niño, y esto es probablemente cierto con los problemas de salud mental, tales como el TDAH, y otros también. (Ver Modelo Bioecológico de Salud Mental de Urie Bronfenbrenner, en contraste con el "modelo médico" de salud mental, comúnmente usado de base para el etiquetado y el tratamiento farmacológico) (Paquette, D., Ryan, J., 2001. National Louis University). El ambiente de la clase por sí mismo puede afectar la habilidad de algunos niños para concentrarse.

¿Qué causa el TDAH?

Joel Nigg, Ph.D., autor del libro científicamente orientado, ¿Qué Causa el TDAH?, quien es profesor adjunto de psicología en la Universidad del Estado de Michigan, desarrolla la idea que las causas para el TDAH pueden ser muchas y variadas, pero que hay causas. Algunas de estas pueden ser:

Prenatales

- Exposición prenatal a drogas, alcohol y cigarrillos
- Exposición prenatal a algunos medicamentos prescritos.
- Los bebés nacidos prematuramente tienen un mayor riesgo de síntomas asociados con TDAH.

Factores Genéticos - Los niños pueden nacer con una predisposición hacia los síntomas de TDAH o depresión. Otros niños en la misma casa, quienes no están genéticamente predispuestos, pueden no desarrollar estos mismos síntomas.

Factores ambientales - Hay alguna evidencia de que ciertos contaminantes ambientales pueden contribuir al desarrollo de los síntomas del TDAH en ciertos niños. Algunos de los que son mencionados con nombres son el PCBs (policlorobifenilos), sobre-exposición o envenenamiento con plomo y mercurio. (Nigg, J., 2006).

Causas del TDAH, *continuación*
Factores sociales

Factores sociales - El aislamiento social, o la necesidad de amistades y recreaciones positivas (no electrónicas), podrían ser también factores contribuyentes para alguno de los síntomas asociados con TDAH en algunos niños.

En el hogar - La necesidad de fuertes vínculos emocionales, o la falta de ellos, puede contribuir a los síntomas del TDAH. Problemas familiares, inestabilidad familiar, o un hogar desordenado pueden ser factores contribuyentes en la incapacidad de algunos niños de concentrarse o enfocarse.

En clase - Hay alguna evidencia que una mejora en el ambiente de la clase podría ayudar a algunos niños a enfocarse mejor en clase. Los síntomas del TDAH que son fuertes en una clase, pueden no ser tan pronunciados en otra. (Rabiner, D., March 2010; Ver también, *Focusing on Instruction, Teach ADHD*).

Necesidades físicas

Una buena dieta y una nutrición adecuada, comidas regulares todos los días, así como también ejercicio, pueden hacer la diferencia con los niños y adolescentes con síntomas de TDAH. Los adultos que son diagnosticados con TDAH, o cualquier trastorno de salud mental, deberían prestar atención a estas áreas importantes de la vida. Esto también puede ser cierto para la depresión. Las dietas bajas en azúcar y bajas en carbohidratos refinados pueden tener valor para una buena salud general, pero también pueden contribuir a una buena salud mental.

Esto puede significar prescindir de donas, tortas, caramelos, galletitas, harina blanca, arroz blanco -por el contrario, comer alimentos de granos enteros, arroz integral, harina de trigo integral y refrigerios saludables, como regla general, y sin llevar el área de la dieta a los extremos. Los niños sorprendentemente adoran los refrigerios tales como palitos de zanahoria y apio, incluso en la escuela. No limite sus frutas a manzanas, bananas y naranjas. Deléitese usted y a sus niños con variedades de frutas más exóticas. Esto puede ayudar a engancharlos en el hábito de comer comidas saludables y puede ayudar a algunos niños con síntomas de TDAH. A pesar de lo que digan comer saludablemente es una buena práctica para la salud y la salud mental. Proporcionar a los niños desayunos saludables y regulares, almuerzos, así como también meriendas naturales, en vez de alimentos altamente procesados, que pueden contener muchos químicos y aditivos, puede hacer una diferencia positiva. La Clínica Mayo indica que mientras es poco probable que los aditivos alimenticios causen TDAH, es posible que la hiperactividad pueda ser agravada por algunos aditivos alimenticios. Otras fuentes parecen estar de acuerdo con esto.

Los niños y adolescentes realmente necesitan comer *tres* comidas saludables al día. Aunque podría parecer que no hace falta decirlo, un sorprendente número de niños y adolescentes no comen las comidas regulares. Un desayuno saludable y regular, es esencial para la habilidad del niño para concentrarse en la escuela. Si un niño se salta el desayuno regularmente o come con regularidad alimentos altos en azúcar, puede contribuir a alguno de los síntomas de TDAH y/o depresión para los niños que pueden tener esa predisposición genética, especialmente cuando están presentes otros factores contribuyentes o agravantes.

Las niñas que son diagnosticadas con TDAH, son más probables de ser del tipo desatento, los niños tienden a ser hiperactivos. (Clínica Mayo). Es lógico, que para una niña que no come regularmente, no desayuna y saltea otras comidas, la falta de una nutrición adecuada podría contribuir a sus síntomas de desatención. Esto ha sido observado y citado en clases. Las enfermeras escolares, con conocimiento y autoridad sobre este tema, pueden y deben hablar con los estudiantes que necesitan ayuda en esta área.

En Newark, NJ, como ejemplo positivo, la implementación de un programa de desayuno escolar resultó con un grado de participación del 95,7% durante el año escolar de 2008-9. El desayuno escolar fue de 8.000 por día en el 2004 a 25.000 por día durante el 2008-9. Otras ciudades para citar fueron Columbus, OH, y Boston, MA. (Essex News, Febrero, 2010).

Uno de los problemas, sin embargo, con el desayuno escolar, es que muchos son de bajo valor nutricional y altos en contenido de azúcar: Fruit Loops, Apple Jacks, muffins dulces, Pop-Tarts, etc. Se necesita de un esfuerzo en muchos distritos escolares para proporcionar sistemáticamente desayunos más nutritivos para los niños, uno que sea compatible con la educación sanitaria que los niños y adolescentes reciben en clase. Algunos distritos escolares han hecho esfuerzos en este sentido, y algunos grupos de padres han hecho campañas para mejorar la nutrición en el menú de sus escuelas.

Medios de comunicación - Largas horas con los medios, televisión, películas, video juegos e Internet pueden afectar la mente y el comportamiento de muchos niños. Contenidos, tales como contenidos violentos (Nigg, J., 2006), excesiva violencia de acción o violencia de dibujos animados, así como también mirar regularmente películas de terror, o pornografía y otro material sexualmente desorientador, podrían ser factores que contribuyen a los síntomas de TDAH, depresión, trastorno bipolar, para algunos niños, adolescentes (o adultos).

---

[2]Los padres, padrastros, tutores, y cualquiera que trabaje con niños debería darse cuenta que la exposición de niños menores de edad a la pornografía u otro material sexual no educativo puede ser considerado como una forma de abuso infantil o negligencia en algunos estados. Muchos estados tienen leyes de notificación obligatoria para cualquier tipo de sospecha de abuso infantil.

El TDAH, el trastorno bipolar, y otros trastornos o condiciones con síntomas similares

Los síntomas que son evidentes con el diagnóstico de TDAH pueden también manifestarse en trastornos tales como el trastorno bipolar. Un psicólogo clínico en una escuela pública reconoció con franqueza que "*es difícil diagnosticar precisamente trastornos (tales como el TDAH y el trastorno bipolar) en niños porque los síntomas de (varios muchos) trastornos se solapan. Los mismos síntomas a menudo se manifiestan en diferentes trastornos.*"

La Clínica Mayo indica que hay síntomas que se asemejan al TDAH en los siguientes trastornos o condiciones: problemas de aprendizaje o lenguaje, trastornos del estado de ánimo (tales como ansiedad o depresión), hipertiroidismo, trastornos convulsivos, síndrome alcohólico fetal, problemas de visión o audición, Síndrome de Tourette, trastornos del sueño, autismo. También es de notar, que alguno de estos trastornos se diagnostican tanto como uno de cada tres niños diagnosticados con TDAH.

Los psiquiatras pueden tratar a un paciente tanto para TDAH como para trastorno bipolar, o pueden prescribir erróneamente medicación por medio de un diagnóstico inadecuado. El diagnóstico erróneo no es infrecuente. Una de las razones para esto es que las evaluaciones son más que nada subjetivas en vez de ser objetivas y científicas. En un estudio reciente, se concluyó que más de la mitad de los pacientes tratados por trastorno bipolar fueron mal diagnosticados. (Zimmerman, M, M.D., 2007-9). El punto de esto es que, la psiquiatría no es una ciencia exacta, pero hay mucho margen para la interpretación y el error personal, de los profesionales de la salud mental.

Zimmerman y sus colegas llegaron a la conclusión, a través de un análisis más preciso y científicamente orientado de los síntomas de cada encuestado, que usualmente es el caso. Lo que aparentemente fue cierto, en este estudio, de un sobre o mal diagnóstico de trastorno bipolar, puede también ser cierto con el TDAH, sugiere la investigación de Sharna Olfman en *Ningún niño se queda diferente.* Olfman es una psicóloga clínica y profesora adjunta de psicología en la Universidad de Point Park en Pennsylvania. David Rabiner señala un estudio clínico que indica que puede haber un 17% de sobre-diagnóstico de TDAH en los niños.

El TDAH no es una amenaza para la vida

El TDAH no posee ningún riesgo inminente para el niño. Un niño puede ser más propenso a los accidentes, pero con un poco de atención extra de los padres, esto no tiene que ser una preocupación importante, y la probabilidad de que los medicamentos solucionen ese problema no es cierta. Lo que anima a los padres es lo que declara el autor y autoridad sobre TDAH, Russell Barkley, que el TDAH no es " una condición patológica o una etapa de una enfermedad". Por el contrario, es una "forma natural o de desarrollo" del trastorno de TDAH, y entonces, "*no debería considerarse como una condición patológica muy anormal*".

En cambio, el TDAH es descrito como una condición que "*no es para nada cualitativamente o categóricamente diferente a la normal, pero probablemente sea el extremo final más bajo de un rasgo normal. Por lo tanto, la diferencia es realmente una cuestión de grado y no una verdadera diferencia cualitativa de lo normal.*" Barkley declara, "*esto debería ayudar a todos a ver el TDAH desde una perspectiva más amable*". (Barkly, R., 1997).

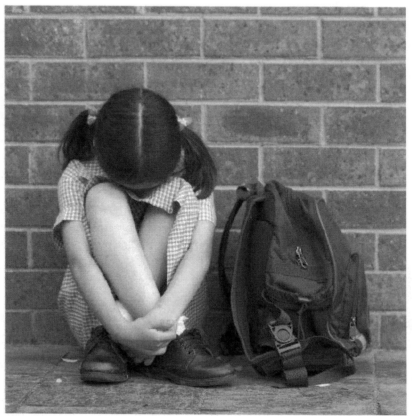

Foto: www.istockphoto.com CraigRJD

Identidad equivocada: El abuso infantil y los trastornos de sueño son a menudo mal diagnosticados como TDAH

Abuso infantil - Los niños que han sido abusados sexualmente han sido erróneamente tratados por TDAH o trastorno bipolar. El tratamiento y el cuidado de los niños que pueden haber sido víctimas de cualquier tipo de abuso infantil son muy diferentes al tratamiento del TDAH o del trastorno bipolar. Por lo tanto, los cuidadores y profesionales necesitan ser muy exigentes antes de recomendar el tratamiento farmacológico. La recuperación del abuso infantil nunca es tan simple como prescribir una pastilla, y requiere de un esfuerzo multidimensional y a largo plazo. Apoyo, terapia, y especialmente amor y aceptación, son críticos para la recuperación. Una vida hogareña pacífica, estabilidad, aprobación y tranquilidad, son de necesidad en la medida en que sea posible, de la familia, cuidadores, maestros y mentores.

Los niños con problemas de sueño también han sido erróneamente tratados con medicación para el TDAH. Los niños que tienen problemas para dormir son a menudo mal diagnosticados con TDAH.

Puede haber muchas razones para que los niños tengan dificultad para dormir y puede haber soluciones prácticas también. Un consejero recomienda un periodo de "cese de actividades", una hora antes de ir a dormir. También, mantener la televisión, los video juegos e Internet fuera del cuarto puede ser de ayuda para muchos niños. Asegurarse de que los niños no miren películas estimulantes o jueguen video juegos estimulantes antes de ir a dormir puede ser de ayuda. (Walker, S., 1998).

Los niños necesitan ejercicio, así también los adultos. Las actividades al aire libre saludables demostraron ser de ayuda para muchos niños con síntomas de TDAH y depresión, además de ayudar a niños y a adultos a dormir mejor de noche. (Armstrong, T., 1997).

Los niños a menudo superan los síntomas del TDAH

Lo que anima a los padres de niños con síntomas de TDAH, es que hasta el 35%, algunos dicen el 50%, de los niños y adolescentes que tienen síntomas etiquetados como TDAH, superan estos síntomas y no caen más dentro del rango clasificable, como cuestión de rutina. (Barkley, R., 2008, p.49).

Los síntomas y los problemas de comportamiento pueden ser más difíciles para el maestro en la clase, o a veces para los padres, pero rara vez el TDAH posee un peligro inminente para el niño o los compañeros de clase.

Prevención: Las mujeres embarazadas que fuman, beben alcohol o usan drogas de abuso ponen a su futuro niño en mayor riesgo de tener TDAH. Son esenciales el cuidado prenatal adecuado, la dieta apropiada durante el embarazo, y las visitas regulares al médico. La lactancia puede ayudar al lazo del bebé con la madre y de la madre con el bebé, y esto puede ser otra efectiva medida de prevención.

---

[3]Rapley, G., October 5, 2002. Keeping mothers and babies together – breastfeeding and bonding. *RCM Midwives*. www.ncbi.nlm.nih.gov/pubmed/12851979

Salud Mental del niño y del adolescente y Los Medios de Comunicación

Jugar video juegos contribuye a los síntomas de TDAH. Investigaciones de la Universidad Del Estado de Iowa.

Dibujar ayuda a los niños a enfocarse, en contraste con mirar dibujos animados por televisión. Investigaciones de la Universidad de Virginia.

La Depresión Mayor en los adolescentes, se asocia con escuchar mucho tiempo música popular. Investigaciones de la Universidad de Pittsburgh.

La Depresión Mayor en adolescentes está inversamente correlacionada con el tiempo que pasan leyendo un libro impreso. Universidad de Pittsburgh.

Capítulo 2

Los Medios de Comunicación y el TDAH
Medios de Comunicación: Televisión, Películas, Video Juegos, Música, Internet
Entrenamiento para los padres
Problemas y Soluciones

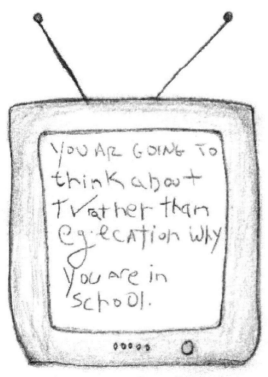

"Debemos tener la voluntad de mirar a todos y cada uno de los aspectos de la vida de un niño que parecen estar descentrados y no sólo enfocarnos en los síntomas que son más aparentes para los adultos. En mi práctica, encuentro que puedo hacer el bien si no aplico para nada una etiqueta al diagnóstico." Scott M. Shannon, M.D. Psiquiatra Pediatra.

---

*Reproducción del trabajo de un joven de la escuela primaria.

Los estudios indican que los niños que juegan video juegos durante los días escolares tienen califiaciones más bajas que nos niños que no lo hacen.[4]

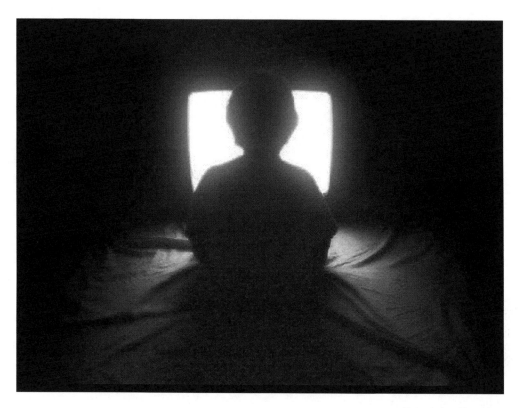

Foto: Aaron Escobar

Se ha demostrado, en algunos estudios clínicos, que un excesivo tiempo mirando la televisión y películas, tiene una relación correlativa con los síntomas de TDAH en los niños. El contenido también puede ser un factor.

[4]Cummings, H., 2007, como está reportado en los Archives of *Pediatrics and Adolescent Medicine. American Academy of Pediatrics.*

Televisión y Películas

Las imágenes de ritmo rápido de la televisión se cree que tienen una conexión, con un razonable grado de certeza, con problemas de atención en los niños. Esto es especialmente cierto con respectos a niños pequeños. Un estudio concluyó que por cada hora diaria que un niño miraba televisión, sus posibilidades de manifestar síntomas de TDAH como niños mayores aumentaba un 18% (Christakis, D., et al, 2004).

El contenido de lo que miran los niños también puede pesar sobre sus habilidades para concentrarse. Un estudio conducido por Iman Sharif, M.D, del Departamento de Pediatría, del Hospital de Niños en Montefore/ de la Universidad Albert Einstein en Bronx, NY, y James Sargent del Departamento de Pediatría, del Hospital de Niños, de la Escuela de Medicina Dartmouth, Lebanon, NH, concluyeron que hay una fuerte correlación con las bajas calificaciones en la escuela y el tiempo con los medios de comunicación. El equipo recomendó que los padres limiten el tiempo de televisión y video juegos a una hora o menos por día en la semana.

Exposición a material para adultos, incluso películas de clasificación-R y videos también estaba correlacionado con bajas calificaciones. El equipo también recomendó el acceso restringido a películas por cable, películas con clasificación-R y videos. (Sharif, I., et al., 2006). Demasiada televisión puede afectar negativamente las calificaciones en matemáticas y lectura. (Parents Magazine, Noviembre 2005).

Películas y televisión violenta (así como también dibujos animados violentos), son vistos por niños tan pequeños como de pre-escolar y jardín de infantes. En una clase, el 50% de los niños de primer grado miraban películas de extrema violencia. Para algunos, esto ha sido citado, que puede resultar en desorientación e inhabilidad para concentrarse. Esta observación ha sido vista en muchas clases de las zonas marginales.[5] Es posible que largas horas con la televisión y las películas puedan también contribuir a síntomas de depresión en algunos niños pequeños. (Sigman, A., PhD., pp. 5, 187-189, 193).

Pasar mucho tiempo con los estímulos electrónicos

Muchos niños pasan entre 2 1/2 a 6,5 horas por día con los medios tales como televisión, películas, video juegos, Internet, iPods, etc. La pregunta planteada, "¿Nuestros niños están demasiado conectados", en un artículo de la Revista Time es un tema válido. Los niños y adolescentes a menudo hacen varias tareas al mismo tiempo, cuando miran la televisión, hablan por el celular, y cuando usan la computadora o el iPod, envían mensajes de texto, escriben emails, (dos o más actividades al mismo tiempo). (Wallis, C., 19 de Marzo, 2006). Las horas con los medios en alguna forma pueden contribuir a los síntomas de inatención, distractibilidad, y otros síntomas asociados con el TDAH.

---

[5]New Jersey Teaching Notes, 2005 - 2010.

Video Juegos

Roberto era un niño de 12 años, que había estado con medicación para el TDAH por más de un año. Aun así, ninguno de sus maestros podía manejarlo, y sus padres no sabían qué hacer con él. Sus calificaciones seguían bajando, y había probado varias diferentes medicaciones.

Sin embargo, un punto que nunca se había tratado era que cuando Roberto volvía a su casa de la escuela, no hacía la tarea o socializaba, sino que usualmente jugaba horas de los video juegos más violentos, sin supervisión y solo. ¿Es posible que todas esas horas jugando video juegos solo, puedan estar afectando su habilidad de permanecer sentado quieto en clase, concentrarse en la tarea de la escuela o ser capaz de integrarse socialmente con otros estudiantes? Esto ilustra la necesidad de tratar la causa de raíz, en vez de enfatizar en el tratamiento de los síntomas, cuando se trata del comportamiento de un niño y sus problemas de salud mental.

****

Los varones pueden ser más susceptibles en pasar largas horas diarias con video juegos. Los video juegos pueden ser adictivos para muchos niños y adolescentes. Esto también puede contribuir a los síntomas asociados con TDAH. (Durante un debate en clase sobre la ansiedad, un educador y un consejero comentaron que los niños "realmente no necesitan video juegos", como los estudiantes de quinto grado que dicen tener dos o tres diferentes tipos de video juegos cada uno)[6]. Los padres pueden proveer actividades alternativas mentales, físicas, saludables y agradables para los niños, sin la necesidad de proveer una colección de video juegos que desorientan mentalmente a sus niños. Hay un montón de opciones de entretenimiento que los niños a menudo disfrutan más que los video juegos una vez que se acostumbran a la idea.

Una psicóloga de escuela que tenía niños pre-adolescentes y que también trabajaba regularmente con niños que tienen síntomas de TDAH, dice que luego de leer acerca de los efectos adversos psicológicos y posibles efectos adversos físicos que los video juegos pueden tener sobre los niños y adolescentes, sacó los video juegos de su casa. Sus hijos están ahora en edad universitaria y son exitosos[7].

Por supuesto, no todos los video juegos son perjudiciales para los niños. Un estudio de la Universidad del Estado de Iowa sobre el tema, reconoce que algunos video juegos pueden tener un efecto positivo en las habilidades sociales de los niños, son pro-activos, y muchos son educativos. El uso más común de los video juegos para niños y adolescentes, sin embargo, es el video juego de acción y acción violenta, donde se conducen autos irresponsablemente o se dispara a una cosa u otra. Si no se apunta en la dirección correcta, los varones fácilmente se aclimatan a jugar largas horas este tipo de juegos.

---

[6]New Jersey Teaching Notes, 2006.
[7]Ibid.

Muchos varones en las zonas marginales juegan regularmente muchos video juegos violentos. Las niñas, en contraste, en la escuela, se sienten atraídas hacia video juegos más suaves cuando juegan en la computadora.

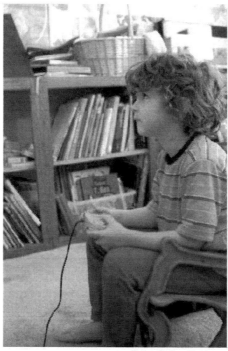

Foto: Quinn Norton

El tiempo que pasan jugando video juegos agresivos o violentos puede también tener una correlación con los síntomas de TDAH en algunos niños.

Algunos juegos pro-activos pueden ser usados en el entorno escolar por educadores, y los juegos educativos están disponibles en internet. Sin embargo, los padres necesitan elegir los video juegos para sus niños muy cuidadosamente, dirigiendo a sus niños hacia juegos con una influencia positiva, preferentemente aquellos con un ritmo más lento, si es que le permiten a sus niños jugar video juegos. Esto requiere un gran esfuerzo por parte de los padres, y en algunos casos, podría ser más fácil para los padres privar a sus niños de video juegos en su casa, en lugar de otras formas de recreación.

Muchos video juegos con base en internet, jugados comúnmente por los niños en la escuela pública, publicitados como "educativos", no son en lo más mínimo educativos, pero están etiquetados de esa forma porque es más fácil conseguir juegos etiquetados como "educativos" a través del sistema de filtro de internet de la escuela pública (y de otros software de filtros de internet), y a través del radar del maestro. (Por ej. ¿El número de puentes, tanques o simios que explotas con bombas o tiros, o el número de pingüinos paracaidistas que derribas, realmente enseña matemáticas a un niño de quinto grado?) Como mucho, tales video juegos son de embotamiento mental, usualmente agresivos en una u otra medida, de aislamiento social, y pueden minar el tiempo limitado del niño, un hábito que sigue a muchos niños a través su sus años de adultos, incluso en su matrimonio.

Películas y Niños

Algunos niños miran entre una y tres películas diarias, todos los días, o tantas como cinco o seis películas en un solo fin de semana. Las películas de acción de ritmo rápido o las películas que presentan lo macabro u oculto, de miedo o películas de terror, y otras películas violentas, pueden ser abrumadoras para la mente de algunos niños en sus primeros años de infancia. (Schmidt, B., M.D., 1991).

La estimulación artificial de películas y otras intensas formas de medios de comunicación pueden abrumar los sentidos del niño y pueden también dejar a algunos niños emocionalmente vulnerables, así como también dificultarles la concentración en el trabajo escolar, "estar sentado quieto" en clase o integrarse socialmente en forma pro-activa con otros niños. El notable psiquiatra infantil Peter Neubauer observó que el efecto de las películas que tenían contenido perturbador era usualmente más intenso en los niños que provenían de familias pobremente estructuradas. Con la falta de cohesión en el hogar o puntos positivos de referencia emocional, estas escenas o temas perturbadores en las películas pueden resultar más desconcertantes para un niño. (Neubauer, P., PhD).

Soluciones

Una psicóloga educativa en Paterson, NJ, preocupada con lo que ella describió como "una epidemia" de casos de TDAH en su escuela, animó a los padres a plantear límites firmes para sus niños en términos de televisión, video juegos y películas, así como también en otras áreas de la vida.[8]

Los programas de entrenamiento para padres han sido recomendados como una intervención general positiva para ayudar a los padres a cubrir plenamente sus roles como padres. El entrenamiento para padres puede ayudar a los padres, incluso padres solteros, a cuidar, poner límites, y en algunos casos, a aprender cómo criar y disciplinar apropiada y efectivamente a los niños. (Hill, K., EdD. Paterson, NJ, 2005).

Un estudio clínico realizado en el 2012 con niños de pre-escolar con TDAH, conducido por investigadores de la Universidad de Queens, NY ha concluido que, *"involucrar consistentemente a niños con TDAH en actividades que desafían y ejercitan funciones neurocognitivas particulares puede fortalecer la actividad neuronal subyacente que soporta estas funciones y por lo tanto disminuir los síntomas de TDAH"*. Diario de Trastornos de Atención, 15 de Marzo, 2012. Ver p.76.

---

[8]New Jersey Teaching Notes, 2006.

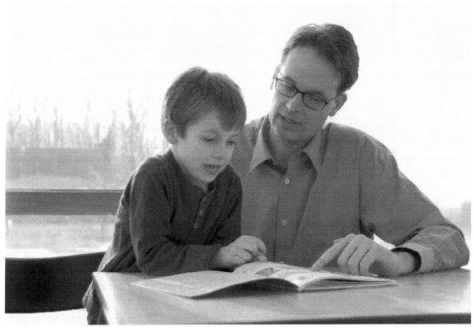

Los niños necesitan límites firmes y cálidos vínculos personales.

Entrenamiento para padres

El entrenamiento para padres puede ayudar a los padres a adquirir nuevas habilidades y conocimientos de crianza, lo que puede resultar en una estructura familiar más estable para el niño. Pequeños ajustes pueden hacer gran diferencia para algunos niños que están luchando con los síntomas asociados con TDAH.

Las habilidades de crianza recientemente adquiridas y refinadas pueden resultar en una mejora para el niño para afrontar e incluso superar el TDAH. Los resultados pueden implicar un aligeramiento de la carga para los padres mismos, a largo plazo. Algunos programas basados en la comunidad, organizaciones religiosas y escuelas públicas,[9] proveen información, talleres, seminarios o reuniones para padres con este propósito. La utilización de tales programas y entrenamiento pueden beneficiar a los padres y niños. La auto-educación a través de lectura y estudio sobre el tema de crianza también puede ayudar.

Keisha Hill, Ed.S., una psicóloga escolar, declara con compasión, "Cada día hablo con arduos educadores, padres, tutores, y abuelos que están pidiendo ayuda para lidiar con niños con TDA/TDAH. Respecto a la clase, los maestros y el personal se beneficiarían del entrenamiento en estrategias probadas de investigación para niños con TDA/TDAH.

Además, por lo que he visto, estas estrategias son potencialmente benéficas para todos los estudiantes, incluso aquellos sin problemas de atención.

---

[9]New Jersey Teaching Notes, 2010, Newark, NJ.

Sin embargo, la escuela no puede crear ambientes óptimos para el TDA/TDAH en aislamiento. El ambiente en el hogar es muy importante. Aunque algunos padres están haciendo lo mejor que pueden para ayudar a sus niños desatentos/ hiperactivos a pasar sólo el día sin tantrums o crisis, los grupos de entrenamiento para padres han probado ser muy efectivos.

Por ejemplo, una vez que los padres entienden que los niños con dificultades de atención no pueden auto-regularse o "mantener todo junto" así como otros niños, ellos necesitarán asistencia (como) un padre con conceptos tales como toma de decisiones, gestión del tiempo y organización." El entrenamiento de los padres es un suministro valioso para muchos padres y niños que puede hacer una gran diferencia en el éxito a largo plazo del niño.

Música

Los adolescentes están a menudo enamorados de la música y para algunos puede volverse en una pasión casi religiosa. (Crouse, J. S.. *Mujeres Preocupadas por América*). Cuando este amor por la música está enfocado en una dirección positiva, puede proveer una recreación sana y contribuir a una buena salud mental. Para aquellos que aprenden a tocar un instrumento musical, por ejemplo, un niño puede ganar un sentimiento de logro y satisfacción, así como auto-estima, mientras logra progresos en el desarrollo de sus habilidades. (Timmes, A., 2005).

En algunas escuelas en Newark y Paterson, NJ, los maestros de música tienen programas educativos donde los niños pueden aprender a tocar instrumentos musicales tales como el violín, algo que los niños pueden practicar en casa, y dentro de los seis meses, muchos de los niños en un notable programa de una escuela pública en Paterson, NJ, tocan muy bien. Ellos requieren una práctica diaria de media hora en su casa, junto con el tiempo reservado para la actividad unas pocas veces por semana en la escuela. Otra escuela media en Newark, ofrece lecciones de piano para sus estudiantes, con 10 a 15 pianos eléctricos disponibles para clases o práctica.

Esto puede ayudar a los niños en sus habilidades de enfoque y concentración, así como también a desarrollar un sentimiento de logro y auto-estima. Del mismo modo, aunque este punto no se ha demostrado científicamente, el exponer a los niños a música sana desde una temprana edad podría beneficiar sus habilidades cognitivas y desarrollo.

Por otro lado, la intensa música que domina gran parte de la escena musical de hoy en día, especialmente si los jóvenes o niños exageran en términos de intensidad o tiempo que pasan con esta forma de entretenimiento, puede a veces contribuir a problemas de desatención, depresión[10], o contribuir a la intensificación de alguno de los síntomas en algunos casos de trastorno bipolar.

---

[10]Primack, MD, EdM, MS, et al., 2011. *Archives of Pediatric and Adolescent Medicine.*

Hay, lo que parecería ser, una conexión establecida entre el escuchar música intensa con un fuerte impacto emocional, así como también la cantidad de tiempo que se transcurre haciendo eso, con algunas dificultades de salud mental en algunos niños, adolescentes y adultos. La música que escuchamos puede afectar el balance químico de nuestro cerebro, de acuerdo a Joel Robertson, autor de Prozac Natural. (Robertson J, PhD, 1998). Esto puede ser algo positivo si somos selectivos con nuestra música.

La cantidad de tiempo que se pasa con música es algo que los padres y los profesionales de la salud mental, así como los educadores y directores, deberían prestarle atención. Algunas escuelas han incorporado políticas estrictas en la escuela con respecto al uso del iPod y de música durante las clases y en los pasillos. La moderación en la música, entonces, puede ser parte de la clave para algunos adolescentes. Exponer a los niños y adolescentes a música que es menos intensa, y a una amplia variedad de música que incluye música ligera como la música clásica o ambiental y música folclórica, puede tener un efecto benéfico y positivo en los niños. Algunos maestros en la escuela pública hacen eso, y los tonos y melodías de una amplia variedad de música pueden oírse desde las clases de los considerados maestros de música quienes trabajan duro para educar a los niños en expandir sus horizontes musicales[11], así como también en los pasillos de algunas escuelas secundarias.

Esto podría resultar para los niños y jóvenes que pasan largas horas con los iPods, con música de Internet, videos musicales y radio, intensificando los síntomas asociados con algunos trastornos de salud mental infantiles o adolescentes. La mente es abrumada y no puede mantenerse al día con la intensidad y el ritmo rápido que está asimilando a diario, e incluso por hora. Esto, junto con otros factores, podría contribuir a los síntomas de TDAH o depresión en algunos niños.

El TDAH, entonces, podría ser el resultado de una predisposición genética, junto con cualquiera de un número de combinaciones de otros factores, los cuales muchos de ellos son controlables o ajustables.

---

[11]Rafael Hernandez Grade School y Malcolm X Shabazz High School, ambas en Newark, NJ, son dos escuelas para citar en estas líneas, aunque hay muchas otras.

Aprender a tocar un instrumento musical tal como,

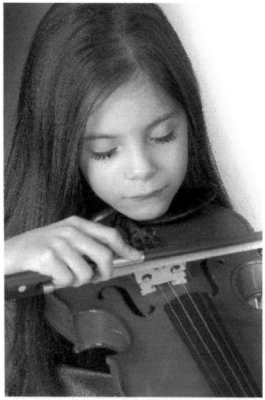

Foto: www.dreamstime.com Macromayer

*...**violín o piano,** puede ayudar a un niño a desarrollar su auto-estima (Timmes, A., 2005), así como a desarrollar sus habilidades para concentrarse.*

Capítulo 3

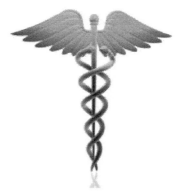

¿La Medicación es la Respuesta?
Nota sobre Tratamiento
farmacológico, Anfetaminas del
Centro de Control y Prevención de
Enfermedades
Los medicamentos tienen un
potencial de abuso
Antidepresivos
Una vista realista de los beneficios

Es generalmente reconocido en la psiquiatría y las comunidades psicológicas profesionales que la medicación psiquiátrica trata síntomas, en vez de la enfermedad o la causa de la misma.

La medicación psiquiátrica a ha sido comparada con un analgésico, en que el analgésico no trata la causa del dolor, sino que meramente lo alivia.

El profesor de psicología de la Universidad de Queens, Jeffrey Halperin, quien ha investigado el TDAH por más de dos décadas declara, "Mucha de la información actual sugiere que incluso los niños que han sido exitosamente tratados con medicación estimulante cuando eran pequeños no muestran progresos duraderos y a largo plazo. Básicamente, la medicación es sólo efectiva mientas la están tomando. Los medicamentos no tienen "adhesión", ellos no persisten." (Ver p.76).

******

La razón más grande por la que los padres son renuentes a la medicación prescrita para el TDAH para sus hijos son los efectos adversos. Alguno de los efectos adversos de la medicación para TDAH pueden incluir, "insomnio, anorexia, náuseas, disminución del apetito, pérdida de peso, dolores de cabeza, aumento de la presión arterial, pulso acelerado, dolor abdominal y cambios de humor. En algunas personas, los estimulantes pueden causar movimientos involuntarios de los músculos de la cara o el cuerpo (tics). "A veces, no comúnmente, los efectos adversos pueden ser más serios, incluyendo "convulsiones, alta presión arterial (hipertensión), delirio (psicosis) o problemas hepáticos." (Clínica Mayo, 2010).

******

"No soy entusiasta de atribuir demasiado a la bioquímica de un individuo. Creo que es importante para ciertos problemas, pero creo que la sobreventa de medicación es uno de los peores problemas en el campo, y se está volviendo peor con el tiempo. Algunos psiquiatras ahora ni siquiera son capaces de hablar con la gente - ellos solo escuchan para decidir qué medicación prescribir. Es una vergüenza." Notable terapista de la Universidad de Standford y fundador del Instituto para la Terapia Familiar, Washington, D.C., Jay Haley. (Yatko, M., 2012).

En las décadas de 1960 y principios de 1970 hasta hoy, el modelo médico de la psiquiatría, y junto con ello el incremento en el uso de medicamentos psiquiátricos para trastornos comunes de salud mental, se volvió la plataforma más común para el tratamiento psiquiátrico. En los 70s, los medicamentos estimulantes para el tratamiento del TDAH se volvieron ampliamente usados.

El tratamiento farmacológico, junto con la orientación y la terapia, se ha empleado cada vez más como tratamiento de primera línea para el TDAH (y depresión) en las últimas décadas. El tratamiento de adultos y niños con medicación para problemas y trastornos de salud mental, ha sido y continúa siendo tema de muchos estudios clínicos controversiales y conflictivos. (Kluger, J., 2003).

Los estimulantes son prescritos frecuentemente para el TDAH, y los antidepresivos también se han vuelto una forma secundaria de tratamiento cuando se manifiestan síntomas de depresión en los niños. Algunos síntomas de depresión o depresión clínica, aparecen en algunos niños luego de comenzar el tratamiento farmacológico para el TDAH. (Mental Health Weekly, 2004). Es posible que para algunos niños, el tratamiento farmacológico para el TDAH pueda contribuir a la depresión o a los síntomas del trastorno bipolar en el tiempo. (Olfman, S., 2007. p.58). El uso de antidepresivos podría contribuir a los síntomas o al diagnóstico de trastorno bipolar para algunos (niños y adultos).

Aunque los medicamentos han sido utilizados por siglos en los esfuerzos por neutralizar los trastornos psiquiátricos, incluyendo depresión, el uso generalizado de medicamentos para trastornos psiquiátricos entró en lo propio en la década de los 50 en los hospitales psiquiátricos, con la introducción del medicamento comunmente conocido como Thorazine, (clorpromazina) el cual era administrado como un antipsicótico para pacientes agudos de esquizofrenia y otros trastornos psiquiátricos. Se volvió el primer antipsicótico típico ampliamente usado. Los antipsicóticos típicos que siguieron son mucho más fuertes en potencia que el Thorazine. (Aquí es donde se originó el término "chaleco de fuerza químico", o "lobotomía química"). Los antipsicóticos atípicos con efectos secundarios menos potentes que los antipsicóticos típicos, pero fuertes, sin embargo, estuvieron en la corriente para mediados de 1990. En parte debido a que la prescripción de medicamentos tan fuertes, especialmente a subgrupos vulnerables de la población tales como niños, adolescentes, niños adoptivos así como también adultos y niños en Medicaid, es a menudo administrada en forma irresponsable, es que hay un fuerte movimiento de oposición entre los profesionales del modelo médico hacia un enfoque más equilibrado y responsable del tratamiento de la salud mental, incluyendo la prevención, auto-ayuda y terapias profesionales no farmacéuticas.

Tratamiento farmacológico para el TDAH

Preguntas y Respuestas

P - ¿La medicación para el TDAH tiene fuertes efectos adversos?

R- La medicación para el TDAH, en general, tiene fuertes efectos adversos para la mayoría de los niños. Aproximadamente el 90% de aquellos que toman medicación para el TDAH experimentarán fuertes efectos adversos cuando tomen la medicación inicialmente. Sin embargo, la intensidad de los efectos adversos disminuye gradualmente, por lo tanto dentro de los seis meses, solo el 50% experimentará fuertes efectos adversos, y para los dos años, solo el 15% lo hará.[12]

P- ¿Cuáles son los efectos adversos de los medicamentos estimulantes?

R - Hay efectos adversos en el uso de la vasta mayoría de medicamentos prescritos. Con cada beneficio existe un riesgo. Los padres, los médicos y el equipo de estudio infantil, deben evaluar el riesgo vs los posibles beneficios. Alguno de los menores efectos adversos graves de los medicamentos usados para tratar el TDAH son, cambios en el peso y los hábitos alimenticios, (los estimulantes actúan como supresores del apetito - algunos otros medicamentos psicotrópicos tienen el efecto opuesto y llevan a un aumento de peso o incluso diabetes), dificultad para dormir, cambios de humor.

Otros efectos adversos que han sido mencionados aquí son, efecto robótico, falta de flexibilidad, tendencia de adicción al trabajo, insomnio, sentimientos de que está por "saltar fuera de su piel". Trastornos de tics faciales y la exacerbación de previos trastornos de tics pueden ser efectos adversos para un subgrupo de niños tratados con medicamentos estimulantes. (De acuerdo a un estudio el 6,4% de los niños sin previo historial de tics reportó una nueva aparición de tics con el tratamiento estimulante, y el 2% discontinuó el tratamiento estimulante debido a la aparición de nuevos tics faciales).[13] Por otro lado, algunos han argumentado que los trastornos de tics se han desarrollado con niños tratados por TDAH con placebo. Han habido casos aislados en la evolución real del Síndrome de Tourette en asociación con el uso de medicación estimulante. (más detalles sobre tics faciales en página 38)

Efectos adversos muy graves han sido experimentados por menos de un 1% de los que toman la medicación, e incluye, síntomas tipo esquizofrénicos, tendencia al suicidio, o muerte súbita debido a falla cardíaca para aquellos

---

[12]Rabiner, D., January 2006. Attention Research Update newsletter. Basado en el siguiente estudio: (Monastra, V.J. 2005. Overcoming the barriers to effective treatment for attention-deficit/hyperactivity disorder: A neuro-educational approach. *International Journal of Psychophysiology* 58, 71-80).

[13]Palumbo D, Spencer T, Group CS: Impact of ADHD treatmente with once-daily OROS® methylphenidate on tics. Program and abstracts of the Annual Meeting of the American Psychiatric Association; Philadelphia, Pennsylvania, 2002. Como referencia en *Medscape Today News*. http://www.medscape.com/viewarticle/458811_2

(niños) defectos cardíacos congénitos no detectados. (Clínica Mayo, Agosto 2011). Los efectos adversos son la razón principal de que los padres sean renuentes a los medicamentos prescritos para sus niños.

Un estudio clínico lanzado en 2009 y publicado en el Diario Americano de Psiquiatría, que examinaba el tema de la muerte súbita inexplicable en niños y adolescentes que tomaban estimulantes para el TDAH, concluyó que las probabilidades de muerte súbita inexplicable son de seis a siete veces mayor que en la población general. El estudio concluye, *"Tal asociación es biológicamente convincente debido a los efectos catecolaminérgicos centrales y periféricos de los estimulantes y el incremento significativo de la frecuencia cardíaca y la presión arterial que acompaña su uso."*[14]

P- ¿Hay quienes no responden a la medicación para el TDAH?

R - Hasta el 42% de los que toman medicamentos para el TDAH no tienen una respuesta positiva, y para algunos, la medicación estimulante resulta en un incremento de los problemas de conducta.[15] Parece ser una tasa similar para los antidepresivos, donde aproximadamente el 60% no responde a los primeros antidepresivos prescritos (Science Daily, 15 de Diciembre, 2011), y hasta un 50% no experimenta ninguna mejoría en la depresión con el uso de antidepresivos. (Virginia Commonwealth University Research, Noviembre 2011).

P - ¿Los efectos positivos de los medicamentos para el TDAH son a largo plazo?

R - Para aquellos que experimentan los efectos positivos de la medicación para el TDAH, aquellos efectos tienen un perfil paralelo a la curva de efectos adversos. Son generalmente efectivos a corto plazo, pero su efectividad en los individuos disminuye gradualmente luego de uno o dos años. (Rabiner, D., Enero 2006, *Attention Research Update).*

P - ¿Los estudios clínicos apoyan el uso de métodos no farmacéuticos en el tratamiento del TDAH?

R - Sí, hay algunos estudios clínicos que indican que la "terapia verde", como ejemplo, el tiempo que se pasa al aire libre en un ambiente natural, jugar en el parque, etc., tienen un efecto positivo sobre los síntomas asociados con el TDAH[16], y pueden también tener efectos positivos para la depresión y para la ansiedad.

---

[14]Sudden Death and Use of Stimulant Medications in Youths, (September 2009). Madelyn S. Gould, et al. *American Journal of Psychiatry*. 2009:166:992-1001. 10.1176/appi.ajp.2009.09040472

[15]Doggett, Mark, A., Ph.D., 2004. School of Education, Colorado State University. *Journal of Child Health Care.*

[16]"De nuestras investigaciones previas, sabíamos que podría haber un vínculo entre el pasar tiempo en la naturaleza y la reducción de los síntomas de TDAH. El ambiente más verde fue mejor para mejorar la atención luego de la exposición. Mantuvimos todo lo demás igual, y solamente cambiamos el ambiente, y aún así vimos una diferencia apreciable en los síntomas de los niños. Y eso es completamente nuevo. Nadie ha hecho un estudio observando al niño en ambientes diferentes, en una comparación controlada donde todo lo demás sea igual" Andrea Faber Taylor, PhD, y Frances E. Kuo, PhD, University of Illinois. August, 2008 *Journal of Attention Disorders.*

Los estudios clínicos indican que el ejercicio puede ser una terapia natural muy efectiva (Clínica Mayo, Octubre 2011; Duke Today, Duke University, 22 de Septiembre, 2000), y que la terapia hablada para adolescentes y algunos niños tiene beneficios, y puede ser también una medida de protección para algunos. La terapia cognitiva para la depresión y el TDAH pueden también ser efectivas en muchos casos, como el entrenamiento para el TDAH.

Se ha demostrado que la terapia cognitivo-conductual para la depresión tiene un beneficio positivo en la misma tasa que la medicación[17] a corto plazo, y es generalmente una mejor solución a largo plazo. Puede ser también una terapia efectiva para el TDAH. Sin embargo, debido a que las compañías farmacéuticas financian la mayoría de los estudios que se realizan sobre el tema del tratamiento de los trastornos de salud mental, incluso aquellos realizados por universidades, existe una escasez de estudios que se han realizado sobre métodos no farmacológicos en el campo de la salud mental y en la psiquiatría en general. Los estudios que contradicen los resultados deseados por las compañías patrocinadoras, a menudo se dejan sin publicar.[18]

P - ¿Los estudios clínicos apoyan el punto de vista que los medicamentos para el TDAH mejoran las calificaciones de los niños en la escuela?

R - Los resultados son mixtos, pero algunos han concluido que el desempeño en las calificaciones no se ve afectado significativamente en forma positiva por la medicación para el TDAH. Mark A. Doggett, Ph.D. de la Escuela de Educación, de la Universidad del Estado de Colorado, declara que un "meta-análisis de 74 estudios" indica que el uso de medicación estimulante, "tuvo poco impacto en los resultados educativos". (Dogget, M.A., PhD, 2004). Los padres, sin embargo, que son diligentes en la protección de los niños de la influencia negativa de los medios

---

"Después de demostrar que 30 minutos de ejercicio vigoroso tres veces por semana es tan efectivo como la terapia farmacológica en el alivio de los síntomas de la depresión mayor a corto plazo, los investigadores del centro médico han demostrado que el continuo ejercicio reduce enormemente las posibilidades del retorno de la depresión." Septiembre, 2000. Michael Babyak, Steve Herman, Parinda Khatri, Dr. Murali Doraiswamy, Kathleen Moore, Teri Baldewicz, Universidad de Duke, Edward Craighead, Universidad de Colorado.

---

[17]"Los estudios han demostrado que la terapia cognitiva es una terapia efectiva para la depresión y es comparable en eficacia a los antidepresivos. La terapia cognitiva también ha demostrado ser beneficiosa en el tratamiento de los pacientes que solo tienen una respuesta parcial al tratamiento adecuado con antidepresivos… Una buena evidencia ha demostrado que la terapia cognitiva reduce las tasas de recaídas en pacientes con depresión, y alguna evidencia ha demostrado que la terapia cognitiva es efectiva para adolescentes con depresión." Rupke, Stewart J., et al. Michigan State University College of Human Medicine, East Lansing, Michigan. *American Family Physician*, 1 de Enero, 2006.

[18]Menos del 50% de los estudios financiados o parcialmente financiados por el Instituto Nacional de Salud han sido publicados en un plazo de 30 meses, de acuerdo a la Escuela de Yale de los Investigadores en Medicina. Science Daily, 3 de Enero, 2012.

de comunicación tales como la violencia en los medios, pueden esperar ganancias positivas en el desempeño de las calificaciones. (Cummings, H., 2007).

P - ¿El uso de la medicación para el TDAH lleva a un incremento en el riesgo de abuso de drogas?

R - Mientras que algunos estudios sobre la medicación pueden indicar que el uso de medicamentos estimulantes no contribuye a incrementar el riesgo de abuso de drogas, es posible que bajo ciertas circunstancias podría haber un incremento en el riesgo de abuso de drogas, aunque se necesita más investigación.

Por otro lado, el metilfenidato (Ritalin) y los estimulantes mismos son drogas altamente abusadas. En algunos estudios, podría haber un indicio que para la mayoría de los que usan medicamentos, no progresan a un abuso de drogas ilegales a una tasa desproporcional. (Wiles, T.E., et al., 2003). Por otro lado, un estudio en el *Instituto Nacional de Drogas de Abuso*, reportó que en los animales de estudio, los animales de laboratorio que habían sido expuestos al metilfenidato de jóvenes, desarrollaron de adultos, una tasa de dependencia a la cocaína siete veces mayor, que aquellos que no lo recibieron. Los resultados de este estudio no fueron replicados para animales de laboratorio infantiles expuestos al metilfenidato, lo que parecería tener la misma tasa cercana de dependencia a la cocaína. (Williams, J., Zickler, P., Junio, 2003). La implicancia sería, que podría haber alguna conexión física o psicológica entre la exposición del adolescente a alguna medicación estimulante y el futuro potencial de uso de drogas. Otra vez, se necesita más investigación para aislar sub-grupos de riesgo por posible incremento del abuso de medicamentos estimulantes prescritos.

Anfetaminas - Adderal (Dextro/levo-anfetamina) y Dexedrine (Dextroanfetamina) son anfetaminas, ampliamente prescritas para niños en el tratamiento de los síntomas de TDAH. El metilfenidato, más comúnmente prescrito como Ritalin, o en la forma de larga duración, Concerta, es la medicación más conocida para tratar el TDAH. Otra medicación que ha sido usada es el Cylert (pemolina) que es una medicación de larga duración pero que no tiene el efecto inmediato de las anfetaminas o del metilfenidato (Ritalin). (Casos reportados de daño hepático han causado que la FDA emita alertas con el objetivo de eliminar el uso del Cylert en los Estados Unidos.; Alerta de la FDA. Riesgo de Daño Hepático y Retiro del Mercado, Octubre, 2005).

"Es nuestro trabajo escucharlos atenta y abiertamente, resistir etiquetarlos, y trabajar para remover los factores de estrés de sus vidas que están bloqueando su salud mental y emocional." Scott M. Shannon, M.D.

"Hay varias preocupaciones en la salud pública con respecto a la farmacoterapia. El tratamiento farmacológico es extremadamente frecuente. La evaluación de los riesgos para la salud y los beneficios para los niños pequeños, particularmente los pre-escolares, es una alta prioridad. Los niños que comienzan muy temprano con terapias con medicación y reciben tratamiento a largo plazo podrían tener riesgos desconocidos asociados con los tratamientos actuales. Además, la intervención farmacológica a menudo no normaliza el comportamiento. La investigación, aunque limitada, sugiere que incluso con tratamientos a largo plazo, los niños y adultos con TDAH experimentan problemas sustanciales en la escuela, el hogar, el trabajo y en la comunidad. Esto plantea preguntas acerca de la eficacia de las intervenciones farmacológicas como un enfoque a largo plazo. Centro de Control y Prevención de las Enfermedades, Departamento de Servicios de Salud y Humanos. Agencia Gubernamental de Estados Unidos. (www.cdc.gov)

"La Modificación Conductual" es un acercamiento que es recomendado por el Centro de Control y Prevención de las Enfermedades para el TDAH en niños.

Los estimulantes trabajan elevando los niveles de dopamina en el cerebro. La cocaína tiene una estructura química similar a la medicación estimulante. (Hallowell, E., Ratey, J., 1994) la principal diferencia es que la cocaína es liberada rápidamente, creando una descarga, mientras que los estimulantes son liberados gradualmente durante un periodo de tiempo largo y controlado. Por lo tanto, los niveles de dopamina son elevados por los estimulantes, pero no en la misma forma rápida y adictiva de la cocaína. (Medicando niños: Entrevista con Russell Barkley. PBS, *Frontline*).

Las drogas tienen un potencial de abuso y la precaución debe ser ejercida por los padres, educadores y médicos. Uno puede volverse psicológica o físicamente dependiente de los medicamentos prescritos. El metilfenidato y otros estimulantes están entre las drogas más ampliamente abusadas. Los síntomas de abstinencia de los medicamentos con prescripción pueden ser graves. Tanto los médicos como los que toman anfetaminas, así como también los padres cuyos niños pueden estar tomando anfetaminas, necesitan ser muy cuidadosos en la administración de tales medicamentos, así como también deben proteger del abuso de tales medicamentos prescritos a cualquiera que esté en el hogar.

El metilfenidato se reporta como la cuarta droga más ampliamente abusada, después de la marihuana, la cocaína y la heroína. No es necesariamente el individuo al cual se le prescribe el medicamento el que está abusando de la misma, aunque puede ser, pero la medicación encuentra su camino hacia las calles y es vendida como una droga callejera o un potenciador de rendimiento para los estudiantes universitarios y otros.

Mientras que es comúnmente declarado que el 70% de aquellos que toman medicación estimulante muestran mejoras con el tratamiento farmacológico, ha sido sugerido que es posible que muchos de los aspectos positivos del tratamiento con medicación podrían ser atribuidos a la terapia, al apoyo y a la atención que reciben algunos niños, en suma a la terapia farmacológica, en vez de ser solamente el resultado de los efectos del medicamento. Se ha descrito la respuesta de los placebo para el TDAH, en un estudio clínico conducido por el Dr. Jeffrey Newcomb con la Escuela de Medicina del Monte Sinai, que está asociada con una respuesta "robusta", resultando en una disminución del 40% de los síntomas basado en un cambio en la puntuación total de la Escala de Puntuación para el TDAH para ciertos sub-grupos de TDAH.[19] El panorama general de otros estudios sobre el tema indica que una tasa de respuesta positiva de placebos administrados para el TDAH afecta positivamente al 30% de los niños con TDAH. (Waschbusch, D.A., MD, et al., 2009).

El mero acto de ir al médico o incluso la atención de una enfermera, el hecho de que el niño tenga alguien con quien él o ella pueda hablar acerca de su situación, o que los padres puedan darle más atención, es beneficioso para muchos niños, y reduce la gravedad de los síntomas asociados con el TDAH.

Además, hay unos pocos estudios a largo plazo con respecto a los efectos de la medicación psiquiátrica sobre niños y adolescentes, incluyendo la medicación estimulante para el TDAH. Un amplio estudio a largo plazo del tratamiento del TDAH indica que los beneficios positivos de la medicación son insignificantes para la mayoría de los niños dentro de los dos años. (Rabiner, D., Enero, 2006. *Attention Reseach Update*). En otras palabras, luego de haber tomado medicamentos por dos años, la medicación estimulante no parece hacer mucha diferencia para algunos niños, aunque los niños pueden volverse dependientes de ella para funcionar normalmente.

"La evidencia sugiere que los padres y maestros tienden a evaluar a los niños con TDAH más positivamente cuando ellos creen que al niño se le ha administrado la medicación estimulante y tienden a atribuirle los cambios positivos a la medicación incluso cuando la medicación no ha sido realmente administrada". Daniel A. Waschbusch, PhD, William E. Pelham, Jr., PhD, James Waxmonsky, MD, Charlotte Johnston, PhD., (2009). Journal of Developmental & Behavioral Pediatrics.

---

[19]Newcomb, J., M.D., et al., August, 2009. Characteristics of Placebo Responders in Pediatric Clinical Trials of Attention-Deficit/Hyperactivity Disorder. Journal of the American *Academy of Child and Adolescent Psychiatry*.

Antidepresivos

Los antidepresivos han sido prescritos por más de cincuenta años para tratar la depresión. Los antidepresivos tricíclicos, los IMAOs, y más recientemente, los ISRS tales como fluoxetina (Prozac) y muchos otros, son usados por millones, tanto como adultos, adolescentes y niños. En la actualidad, solo el Prozac ha sido aprobado para uso en niños. Sin embargo, a menudo, hasta que la FDA falle en contra de un medicamento en particular, los médicos prescriben ciertos medicamentos psiquiátricos "fuera de prospecto" para niños, es decir, fuera de la recomendación de la FDA para el tipo de trastorno para lo cual la medicación fue destinada, aprobada o testeada.

Los antidepresivos han sido usados por muchos para ayudar a superar los síntomas de la depresión y para casi menos del 50% de aquellos que los usan, han sido al menos de alguna ayuda. *"Más de la mitad de la gente que toma antidepresivos nunca consigue el alivio de sus síntomas"*, concluye la *Universidad Northwestern Feinberg Escuela de Medicina* en un artículo titulado Los Medicamentos Antidepresivos le Apuntan al Blanco Equivocado. El artículo resalta nuevas investigaciones sobre antidepresivos.

Las razones de la depresión pueden ser muchas y variadas, por lo tanto, se espera que debería haber diferentes resultados para gente diferente.

La duración de la eficacia de los antidepresivos varía de persona a persona. La expresión, "Agotamiento del Prozac", ha sido apodada para la observación que existe una tendencia para los antidepresivos de gradualmente o repentinamente perder su eficacia. (Lambert, C., 2000. Las Desventajas del Prozac *Harvard Magazine*). Esto puede pasar dentro de un periodo de tres a seis meses, o dentro de dos a nueve años. Para algunos, esto puede venir en la forma de una ruptura repentina, que puede ser intensa y estresante. *La Escuela Médica de Harvard en las Publicaciones de Harvard Salud* (2005), declara que uno de los riesgos de los antidepresivos es ***"la pérdida de eficacia"***. Cualquier antidepresivo podría perder sus efectos después de meses o años, a veces porque el cerebro se ha vuelto menos receptivo al medicamento."

Por lo tanto, algunos psiquiatras y médicos han tomado el punto de vista del uso de antidepresivos solo como último recurso en casos donde hay una crisis grave en términos de peligro para el paciente. La medicación se utiliza solo como un recurso temporal hasta que otros problemas tales como el estilo de vida o traumas, que puedan estar contribuyendo a la depresión, puedan ser tratados, y nunca por más de unos pocos meses o como medicamento de por vida. (Glenmullen, J., M.D., 2000; Shannon, S. M.D., 2007).

Un estudio de los Países Bajos, declara que hay una *"asociación significativa entre el grado de inhibición de la recaptación de serotonina de los antidepresivos y el riesgo de hospitalización por sangrado anormal como primer diagnóstico".*[20] La razón de esto, declara el equipo médico, *"la Serotonina juega un rol en la agregación plaquetaria. Debido a que los antidepresivos influyen en los niveles sanguíneos de serotonina..."* Además, algunos tipos específicos de antidepresivos cuatriplican el riesgo de recibir una transfusión de sangre (debido al sangrado anormal).[21] Todos los efectos físicos a largo plazo de los antidepresivos aún no se han determinado.

El creciente uso de los antidepresivos y estimulantes para niños pequeños, tan pequeños como de pre-escolar y jardín de infantes, es algo de preocupación creciente. Si las estadísticas son exactas, aproximadamente el 9% de todos los niños en los Estados Unidos están tomando medicación psiquiátrica (seis millones de niños toman medicación psiquiátrica, de un total de 63 millones de niños y adolescentes, de 3 a 17 años, en los Estados Unidos). (Los Niños Medicados. 8 de Enero, 2008. *Frontline*, PBS; ChildStates.gov).

Un significativo porcentaje de jóvenes (adultos y niños), han estado con, o les han sido prescritos, lo que se describe como "cócteles", es decir, cuatro, cinco o más diferentes prescripciones dadas al mismo tiempo para alcanzar los resultados o para enfrentar varios diagnósticos psiquiátricos percibidos o etiquetados.[22] Este no es, por supuesto, el caso en el tratamiento de TDAH, pero es un tópico relacionado, en el que se desarrollan síntomas nuevos, una vez que uno compra el modelo médico, y puede llevar a la prescripción de medicamentos cada vez más fuertes cuando se alcanzan nuevos diagnósticos. En otras palabras, lo que comenzó como una simple prescripción de un estimulante, puede terminar, con el tiempo, volviéndose una serie de prescripciones para múltiples medicamentos que no sean estimulantes para otros trastornos que se hayan desarrollado.

Fuertes efectos adversos, tales como somnolencia extrema y letargo, se agravan con el uso de múltiples medicamentos. Algunos estudios han concluido que no hay beneficio aparente en agregar más de un medicamento al régimen de medicación de un niño o un adulto. (Sachs, G., 2007).

George Albee, Ph.D., profesor emérito de la Universidad de Vermont, fue un psicólogo prominente y ex presidente de Asociación Psicológica Americana (APA), y hasta su muerte, escribió extensivamente sobre el tema de la prevención en la salud mental, y del valor de hacer frente a factores de estrés social en el diagnóstico y tratamiento de los trastornos de salud mental. Albee sentía que esto era especialmente cierto en relación a los niños. Su punto de vista parece ser que los productos farmacéuticos en el tratamiento de las enfermedades mentales no deberían ser usados para tratar niños, y no deberían enfatizarse en los adultos. (Recordando a George Albee., 2006. *Society for Community Research and Action*).

Para aquellos que desean parar el uso de antidepresivos, o de cualquier medicamento psicotrópico, varias fuentes indican que deberían hacerlo gradualmente, en vez de abruptamente. (Kelly, R., 2005).

---

[20]Welmoed E. E. Meijer, PhD, et al., (22 de Noviembre, 2004). *Archives of Internal Medicine* 2004;164:2367-2370.

[21]Movig, Kris L., et al., (27 de Octubre, 2003). Relationship of Serotonergic Antidepressants and Need for Blood Transfusion in Orthopedic Surgical Patients. *Archives of internal Medicine*. 2003;163:2354-2358.

[22]Sparks, J., Universidad de Rhode Island; Duncan, B., The Ethics and Science of Medicating Children. Ethical Human Psychology and Psychiatry, Volume 6, Number 1, Spring 2004.

El Dr. Joseph Glenmullen es un psiquiatra que ha escrito dos libros sobre el tema, *Reacción violenta del Prozac y La Solución Antidepresiva*. Glenmullen describe su libro como guías que pueden ser usadas junto con su médico en un esfuerzo para reducir exitosamente la prescripción de un antidepresivo, con la meta de algún día vivir sin él.

Resumen de los efectos adversos graves de los medicamentos estimulantes.

Los efectos adversos graves son posibles con el uso de medicamentos estimulantes. El riesgo de efectos adversos graves se incrementa con el uso de múltiples medicamentos. El porcentaje de niños y jóvenes que tienen efectos adversos graves de la medicación estimulante disminuye en el tiempo. Hasta el 90% demuestran inicialmente lo que se consideran ser efectos adversos graves con el uso de la medicación comúnmente usada en el tratamiento de los síntomas de TDAH. En seis meses, la tasa declina a alrededor del 50% y dentro de los dos años con la medicación estimulante, la tasa disminuye a alrededor del 15%. *(La tasa de eficacia de la medicación estimulante también parece declinar en el mismo periodo de tiempo, casi proporcionalmente a la tasa de efectos adversos graves).*[23]

Cerca del 40% no mostrará respuesta a la medicación, y alrededor del 5 al 10% son intolerantes a cualquier tratamiento farmacológico para el TDAH. En el caso de efectos adversos muy graves, tales como síntomas de tipo esquizofrénico, riesgo de suicidio o muerte súbita debido a falla cardíaca, los cuales han sido reportados con algunos medicamentos estimulantes, la tasa es menor al 1%.

"Muy a menudo la medicación trata solo síntomas..." en relación al uso de medicamentos psiquiátricos en el tratamiento de varios tipos de trastornos psiquiátricos. *Manual de Neurología Clínica, 1985. Citas de Jean Constantinidis y Jacques Richard, Departamento Universitario de Psiquiatría, Escuela Médica de Ginebra.*

---

[23]Interpolado de la *Attention Reseach Update*, David Rabiner, PhD., 2006.

Trastornos de Tics, Agresividad Incrementada y Medicamentos Estimulantes

Algunos estudios indican que la medicación estimulante puede resultar en un mayor riesgo de trastornos de tics, como ser, tics faciales, en hasta un 9% de los que toman medicación estimulante.[24] Además, los trastornos de tics pre existentes podrían ser exacerbados con el uso de la medicación estimulante. El Síndrome de Tourette se ha desarrollado en un pequeño número de niños o jóvenes que comenzaron con el tratamiento de medicación estimulante. En la mayoría de los casos, los trastornos de tics desaparecen cuando se suspende el tratamiento.[25] Si bien el trastorno de los tics es una preocupación real para los padres, también hay que tener en cuenta que algunos estudios concluyeron que la tasa de trastornos de tics como resultado de los estimulantes no es significativamente más alta en niños con TDAH, que con el tratamiento placebo.

Un estudio reciente (2008) concluyó que el metilfenidato puede incrementar la hostilidad y posiblemente la agresión, en niños que toman el medicamento para el TDAH. (King, S., et al., 2008).

Además, forzar o coaccionar a un niño para que tome la medicación psiquiátrica es algo que no es recomendado por un número de profesionales de salud mental. (Mate, G., MD, 1999). Esto puede causar que algunos niños se vuelvan rebeldes, resentidos, o que se distancien emocionalmente de los padres. El efecto sobre el niño de querer forzarlo a tomar la medicación involuntariamente, en tales casos, es considerado peor que el efecto de los síntomas asociados con TDAH. Dos notables psiquiatras, John Ratey, M.D. y Edward Hallowell, M.D. expertos en el campo del TDAH, comentando en su libro sobre el tema del TDAH, explican que los niños no deberían ser forzados a tomar la medicación, sino que deberían tomar la medicación por propia voluntad, ya que forzar al niño a tomar la medicación para el TDAH puede dañar psicológicamente al niño a largo plazo. (Hallowell, E., Ratey, J., 1994).

Al comentar sobre la eficacia de la psicoeducación en el tratamiento de la salud mental, Fahriye Oflaz Ph.D., Sevgi Hatipolu, Ph.D. y Hamdullah Aydi, M.D., declaran en un trabajo publicado en la *Revista de Enfermería Clínica*, que *"los medicamentos psiquiátricos tratan síntomas"*[26]

---

[24]Wilens, T., et al., 2006. Archives of Pediatric and Adolescent Medicine.
[25]Mick, E. The relationship between stimulants and tic-disorders in children treated for attention deficit hyperactivity disorder. *Harvard School of Public Health.*
[26]Los trastornos específicos que trataba el trabajo eran depresión y trastorno de estrés post traumático, (PTSD) pero el principio también aplica al TDAH.

Capítulo 4

Otras Soluciones para el TDAH
Terapia verde
Ejercicio
Arte
Terapia artística profesional
Amor

Preguntas para preguntar
- *Qué pasa, si algo, parece empeorar los síntomas?*
- *¿Qué pasa, si algo, parece ayudar a la disminución de los síntomas?*

"Como educadora de arte con TDAH, he sido ambas, una estudiante con TDAH y una maestra de estudiantes con TDAH. En las escuelas públicas (y a nivel universitario), el cuarto de arte es a menudo el único lugar donde otros con TDAH se sienten como en casa. El punto es que cuando niños con TDAH encuentran (o crean) un ambiente que apoya sus necesidades, el TDAH no se vuelve un problema, y en algunos casos, se vuelve un activo. Aprovechando su energía creativa y encontrando una salida productiva para su inteligencia, las posibilidades son infinitas. ¡El potencial de éxito y gozo de la vida es enorme! Para aquellos con TDAH, les recomiendo que den vuelta la moneda y se abracen a lo que encuentran del otro lado." Daniella Barroqueiro, Ph.D., Universidad del Estado de Illinois 2006.

¿Hay otras soluciones de tratamiento para los síntomas de TDAH?

Sí. Algunos han encontrado el éxito con sus niños reduciendo al máximo posible, la cantidad de tiempo que pasan mirando televisión, películas y video juegos. La conclusión de una maestra de educación especial que comentó de manera sucinta sobre su punto de vista de las dificultades conductuales y de atención de los niños en la escuela, era que la mayoría de los estudiantes tenían dificultades para concentrarse debido a "los medios de comunicación"[27]. El tiempo promedio que los niños y adolescentes pasan frente a los medios es entre 2 1/2 a 6 1/2 horas por día. (Wallis, C., 2006). (En la escuela en la que trabajaba esta maestra de educación especial, una estudiante reportó que su hermana jugó video juegos hasta 16 horas en un día) Esa tasa en realidad se ha incrementado, de acuerdo a los reportes más recientes, tanto como un 15% desde que esta estadística de 2 1/2 a 6 1/2 horas por día fuera reportada en 2005.

- Un padre con una numerosa familia mantuvo los video juegos guardados en el armario durante los meses escolares[28]. Sus niños fueron diligentes en hacer sus tareas, incluso cuando el padre no estaba en la casa para supervisarlos.

- Un padre limitó el tiempo de televisión a una media hora por día para su pequeña niña, mientras que le proveyó con otras formas de recreación más completas, además de animar a la niña a pasar más tiempo leyendo. Otro padre no permite televisión por cable en su casa (él vive en un área donde solo está disponible la TV por cable) debido a la violencia que es común en los programas para niños.[29]

  Sacar la televisión y los video juegos (así como también el acceso libre a Internet) fuera del cuarto del niño o adolescente puede ser de valor para muchos que tienen dificultades de atención.

- Un padre cuyo niño de 9 años estaba luchando con problemas de atención y cuyas calificaciones estaban sufriendo debido a ello, restringió la televisión y los video juegos a los fines de semana durante los meses escolares para ambos de sus niños. Mientras que los niños estuvieron un poco ansiosos las dos primeras semanas, pronto, el tiempo que pasaban con la TV y los video juegos se llenó con actividades al aire libre, jugar juntos y leer.

---

[27] New Jersey Teaching Notes, 2008.
[28] South River, NJ, 2006.
[29] Pennsylvania, U.S.

La mejora en las tareas escolares así como también la habilidad de leer y concentrarse del niño de 9 años con déficit de atención, fue nada menos que notable. El niño alcanzó el cuadro de honor dentro de los seis meses. Él había recibido unos meses de tutoría durante ese periodo y anteriormente. Previamente, tenía dificultad en concentrarse y hacer los problemas de matemáticas más simples para su grupo de edad y estaba al menos un año atrasado en su nivel de matemáticas.[30] Esto evitó la necesidad de experimentar con medicación estimulante.

¿Qué hay acerca de las dietas?

Un entrenador de lectura que trabaja con niños con discapacidades de aprendizaje, incluyendo niños que muestran síntomas de TDAH, dice que lo primero que los padres se animan a hacer es sacar a sus niños de una dieta alta en azúcar refinada.[31] Es posible que una dieta pobre pueda contribuir a la intensidad de los síntomas de algunos niños con TDAH, o podría ser un factor contribuyente para alguno de los síntomas, de acuerdo a un vocero de CHADD[32].

Algunos han concluido que parece ser poco probable que una dieta alta en azúcar o la dieta sola causen el TDAH en la mayoría de los niños, sino más bien, parece más probable que la dieta pueda ser uno de un número de factores o agravantes. En un estudio, un meta-análisis de los efectos de la azúcar sobre el comportamiento y la cognición de los niños concluyó que, mientras que esto no causó problemas de comportamiento significativos, "no puede descartarse un pequeño efecto del azúcar sobre un subgrupo de niños". (Wolraich, M. L., MD, et.al., 1995).

Por otro lado, tomándolo desde un punto de vista positivo, en vez de una perspectiva casual, el cambio en la dieta puede afectar una respuesta positiva en los niños.

Un estudio en el 2009 conducido por el Centro de Investigación del TDAH en los Países Bajos, concluyó que una "dieta de eliminación restringida" redujo en un 70% los síntomas de TDAH en niños con TDAH, comparado a 0% del grupo control. El estudio usó a los padres y a las calificaciones de los maestros basadas en los diez ítems abreviados de la Escala de Conners y la Escala de Puntuación del TDAH-DSM-IV. Curiosamente, los niños con "síntomas comórbidos de trastorno negativista desafiante también mostraron una disminución significativamente mayor en los síntomas de TDAH" del 45.3%. El estudio concluyó, "Una dieta de eliminación estrictamente supervisada puede ser un instrumento valioso en el examen de los niños con TDAH sobre si los factores dietarios pueden contribuir a la manifestación del trastorno o pueden tener un efecto beneficioso sobre el comportamietno del niño. (Pelsser L. M., Frankena, K., Toorman, J., Savelkoul, H. F., Pereir, A., Bultelaar, J.K. Enero 2009. Un estudio controlado randomisado de los efectos de la comida sobre el TDAH. *Diario Europeo de Psiquiatría Infantil y Adolescente*).

---

[30]New Jersey Teaching Notes, 2008.
[31]McNuff, J., 2005. Paterson, NJ.
[32]Phone Interview, 2005.

Ajustarse a una dieta más nutritiva, entonces, para el niño, puede ser un buen y simple primer o segundo paso que los padres pueden tomar. De hecho, los estudios indican que en lugar de seguir dietas específicas de moda, adherirse a una dieta saludable tiene efectos positivos sobre la salud mental en general. Por lo tanto, los cambios positivos en la dieta y la nutrición son parte de un plan equilibrado para cualquier problema o trastorno de salud mental.

La obesidad y los problemas asociados con la obesidad entre los niños debido a hábitos dietarios pobres y falta de ejercicio es también una preocupación de muchos profesionales y padres en los años recientes. (En India aproximadamente el 10% de todos los niños son obesos, con una tasa más alta correspondiente de diabetes)

Los aditivos alimentarios pueden afectar el humor o comportamiento de algunos niños. Los padres, sin embargo, deberían darse cuenta que raramente es un solo factor el causante de los síntomas asociados con TDAH, sino que usualmente es una combinación de factores. La dieta puede ser uno de estos factores. Enfocarse en algo tan estrecho tal como los aditivos alimenticios como la causa del TDAH podría probar ser frustrante en vez de constructivo. Entonces cuando a la dieta se refiere, los padres necesitan ser equilibrados. Algunos aditivos alimenticios que son mencionados en referencia al TDAH son benzoato, FD&C Amarillo No.6 (amarillo ocaso), FD&C Amarillo No.1 (amarillo quinolina), FD&C Amarillo No.5 (tartrazina), FD&C Rojo No. 40 (rojo allura). (Huxsahl, J.E., M.D., 2010. Clínica Mayo).

Si los aditivos son una preocupación real para los padres, deberían considerar comprar sólo alimentos orgánicos, lo que podrían hacer por varias razones. Los alimentos orgánicos no tienen aditivos, y comprarlos es una medida más simple que escudriñar los alimentos envasados comprados en el supermercado para aditivos específicos, o probar una variedad de aditivos específicos por posibles reacciones. Los alimentos orgánicos pueden típicamente agregar aproximadamente un 35% a un 50%, o incluso más, al valor de la factura de provisiones.

Los niños necesitan desayuno, y los niños que saltan el desayuno, su habilidad para concentrarse en clase puede ser afectada. Los cereales azucarados, que se sirven frecuentemente como desayuno en la escuela, pueden funcionar en la dirección opuesta para algunos niños, especialmente para aquellos cuyo metabolismo puede ser sensible, y causarles la habilidad de concentrarse bien, ya que hay pocos nutrientes en la mayoría de los cereales azucarados. Un desayuno saludable es una necesidad para niños jóvenes y adolescentes cuyos cuerpos se desarrollan con rapidez.

Una dieta baja en azúcar evitando los azúcares que se encuentran en los cereales azucarados, gaseosas, chocolate, y leche saborizada, helado, tortas, juegos azucarados, etc., puede tener efectos beneficiosos sobre la salud general, la pérdida de peso y la salud mental. Un estilo de vida activo más que sedentario puede también ayudar al niño a superar muchos síntomas asociados con el TDAH.

---

[33]Se sirve leche chocolatada y saborizada a frutilla a niños en las escuelas públicas todos los días para el almuerzo y están cargadas de azúcar agregada.

Las escuelas podrían querer considerar elevar la calidad de la comida provista a los niños, lo que algunas escuelas públicas le están dando atención, reemplazando los desayunos azucarados y las meriendas con alimentos más nutritivos que tienen un menor contenido de azúcar. Esto podría probar ser beneficioso en términos de la tasa de diabetes entre niños, una mejor salud mental general en niños y adolescentes, así como también en enseñar a los niños con el ejemplo en cómo comer saludablemente. Algunos niños podrían ser más consistentemente capaces de concentrarse mejor en clase.

En un esfuerzo para remediar esta situación, algunas escuelas y grupos de padres trabajaron juntos para formular un programa de comidas más nutritivas para los niños en las escuelas (Moody, S., 2007), algo que puede contribuir significativamente a un mejor desempeño y comportamiento en la clase. Meriendas naturales tales como fruta, galletas de trigo integral, con poco azúcar agregado, vegetales crudos, fruta y otros alimentos naturales son una alternativa saludable a las meriendas con alto contenido de azúcar. Cuando meriendas saludables como estas se sirven en la escuela, los niños la tomas como patos al agua, más que otra cosa. Para los padres, servir meriendas saludables a sus niños toma planificación y previsión. Esto ayudará a niños y adolescentes a concentrarse mejor en clase, puede afectar positivamente el comportamiento de algunos, y el nivel de azúcar en sangre por medio de una dieta saludable será más estable en los niños. Se disminuirán sus chances de desarrollar diabetes como niños o adolescentes.[34]

También, estos esfuerzos de las escuelas ayudarán a los niños a establecer mejores patrones de vida, no solo por lo que leen en los libros de texto, sino por un ejemplo positivo que se establece en la escuela para la buena nutrición.

Una nota sobre depresión infantil y adolescente

Las razones para la depresión infantil, o cualquier forma de depresión, como el TDAH, son muchas y variadas, y cada niño y adolescente es diferente. Cada niño tiene una amplia variedad de circunstancias con las que lidiar en la casa (y la escuela). No hay una fórmula de molde para curar la depresión. Sin embargo, estas son algunas pocas cosas que los padres y profesionales pueden tener en cuenta y considerar.

Los traumas pasados y presentes, pueden contribuir a la depresión. Una muerte familiar o de un ser querido pueden afectar la salud mental de niño y contribuir a la depresión. El tiempo excesivo con películas y los medios de comunicación pueden en general afectar la salud mental del niño. La violencia en los medios puede ser un factor contribuyente en los trastornos de salud mental de algunos niños, como así la cantidad y el tipo de música que escucha un niño o adolescente. (Robertson, J., 1998). Algunas músicas populares pueden ser emocionalmente intensas para los niños, y una sobrecarga de música profundamente emocional o intensa podría afectar el humor de algunos niños y adolescentes.

---

[34]Una dieta alta en azúcar, tal como se sirve de desayuno en muchas escuelas, puede contribuir a la diabetes.

La dieta podría ser un factor contribuyente para alguna depresión infantil, y los niños se benefician de ejercicios regulares y "aire fresco". Para algunos niños y adolescentes, el amor y la atención son la verdadera prescripción que ninguna droga o medicamento puede reemplazar. El amor es un elemento esencial para la buena salud mental. La terapia hablada, o la Terapia Interpersonal (TI), ayuda a muchos niños y adolescentes a travesar crisis y superar una amplia variedad de dificultades de salud mental. La terapia cognitiva conductual también es de valor en el tratamiento de la depresión y el TDAH para muchos niños, adolescentes y adultos.

Terapia Verde

El libro de Richard Louv, *El Último Niño en el Bosque, Salvar a Nuestros Niños del Trastorno de Déficit de Naturaleza,* describe cómo los niños han experimentado una seria disminución en la cantidad de tiempo que pasan en ambientes naturales. Su libro se ha escrito en un esfuerzo de ayudar a concientizar sobre los efectos positivos que el "tiempo verde" tiene en los niños, quienes de otra forma se vuelven desconectados del mundo natural. (Lugara, J., October 2004).

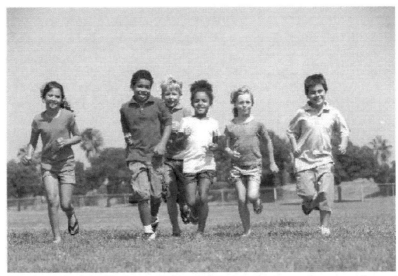

Las actividades al aire libre y el ejercicio regular pueden ayudar a los niños con los síntomas del TDAH y la depresión.

Psicología Hoy reportó que los niños que pasan tiempo al aire libre ejercitando o jugando, experimentan una marcada disminución en los síntomas del TDAH (Psychology Today, March/April, 2006). Esto puede ser cierto para síntomas asociados con la depresión también. (Heliq, 2007).

Foto: www.istockphoto.com Monkey Business Images

Un estudio clínico de la Universidad de Duke, indicó que el ejercicio probó ser más beneficioso en el tratamiento de la depresión leve a moderada (en adultos) que la medicación, en términos de tasa de recuperación y recurrencia.[35] Además, el estudio indicó que solo el ejercicio fue sorprendentemente más eficaz en el tratamiento de la depresión leve a moderada que la medicación junto con el ejercicio, tanto en la eficacia, como así también en la reducción de la tasa de recurrencia.

La razón por la que el ejercicio solo podría ser más efectivo que el ejercicio combinado con la medicación, en término de la tasa de recuperación a largo plazo en la depresión moderada, podría ser debido a que la mente se acostumbra a la medicación, y cuando uno trata de detenerla, lo puede dejar más vulnerable a los síntomas de recaída. Esto puede ser especialmente el caso si los problemas subyacentes no han sido totalmente corregidos.

Ejercicio y "Tiempo Verde"

Cuando un adolescente, que había sido diagnosticado con TDAH, comenzó a ir al gimnasio con su padre, probó serle de valor en aliviar los síntomas de TDAH. Además, su madre, quien trabaja en educación, declaró que tener más estructura en el ambiente familiar fue de mucho valor para su hijo. Un horario regular para comer y dormir, así como también una rutina diaria regular, junto con ejercicio diario en el gimnasio, ayudaron a su hijo a superar muchos de los síntomas de TDAH, hasta el punto en que la medicación, sus efectos adversos eran incómodos para su hijo, no fue más necesaria.[36]

"Los escenarios verdes al aire libre parecen reducir los síntomas de TDAH en niños a través de una amplia gama de características del caso, individuales y residenciales". Frances E. Kuo, PhD y Andrea Faber Taylor, PhD. Septiembre, 2004. Un Potencial Tratamiento Natural para el Trastorno de Déficit de Atención / Hiperactividad: Evidencia de un Estudio Nacional. *Diario Americano de Salud Pública*. http://www.ncbi.nlm.nih.gov/pmc/articles/PMC1448497/

---

[35]Estudio: El ejercicio tiene efectos de larga duración sobre la depresión. 22 de Septiembre, 2000. Duke Today (Duke University).
[36]New Jersey Teaching Notes, 2007.

Ejercicio y "tiempo verde", tan simple como caminar una milla al día, ha demostrado ser más efectivo en el tratamiento de la depresión leve a moderada que la medicación, ambos en eficacia a corto y largo plazo. El ejercicio y "tiempo verde" también puede ser una terapia efectiva para el TDAH.

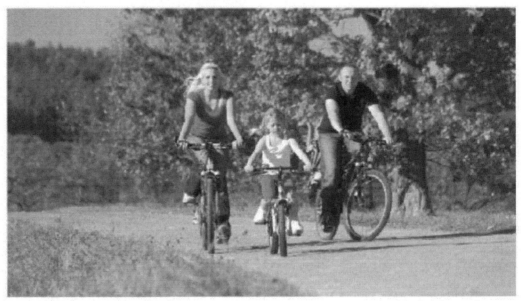

www.istoekphoto.com kzenon

Actividades regulares al aire libre tales como...

Jugar en el parque
Escalar
Acampar
Saltar la cuerda
Andar en bicicleta
Patinar
Andar en skate
Caminar enérgicamente
Trotar
... pueden ayudar a los niños a superar los síntomas asociados con el TDAH y la depresión.

El Arte Ayuda al TDAH

Muchos niños con síntomas de TDAH están orientados visualmente. Que los padres y maestros positivamente dirijan esa predisposición, lejos de los video juegos altamente estimulantes, películas y televisión, y recanalicen esa fortaleza hacia el arte, puede ayudar a los niños a asentarse en clase y en sus tareas escolares.

El arte *puede fortalecer y ejercitar la mente,* puede entrenar a un niño a concentrarse sobre un objeto por un largo periodo de tiempo, y puede proporcionar al niño con un pasatiempo completo que es agradable a los ojos. El arte puede ser comparado con un neurofeedback libre de tecnología para el cerebro, entrenando a un niño o adulto a enfocarse y tener auto-control (Ver páginas 63, 64 para información sobre neuro- y biofeedback).

Las lecciones de arte regulares pueden ayudar al niño a desarrollar amor por el arte y a quedarse con él. Esto puede ayudar al niño a desarrollar un periodo más largo de tiempo de atención, a desarrollar mejor la habilidad de concentrarse y sentarse quieto. El arte es una importante habilidad y terapia para los niños con síntomas de TDAH.

El arte realmente hace una diferencia. No solo ayuda al niño a concentrarse, sino que también le ayuda a construir la auto-estima, que es algo que puede estar faltando en algunos niños que tienen TDAH u otras discapacidades. El arte puede inspirar la creatividad y satisfacer las necesidades del niño de estimulación visual en una manera suave, y al mismo tiempo, puede ayudar a desviar la atención del niño de la TV, las películas y los video juegos, que pueden ser parte de las razones detrás de la incapacidad del niño para enfocarse, o que pueden contribuir a la hiperactividad del niño.

Las lecciones de arte pueden ser una inversión excelente en el tiempo de un niño Los paseos a las galerías de arte son una agradable salida para los niños. Algunas escuelas públicas tienen murales que pintaron o están pintando los niños y adolescentes en las paredes de los pasillos. Es una aplicación del uso del arte en el sistema escolar que es positiva y que incrementa la moral escolar. Es un buen proyecto para los niños en educación especial, y para otros niños con necesidades especiales, estar involucrados en ello.

Muy simple, reemplazar el tiempo de TV, películas y video juegos del niño con el arte puede contribuir en una mejora de los síntomas del TDAH.

Los niños que terminan siendo etiquetados con TDAH son a menudo muy orientados visualmente. Cuando esto se canaliza positivamente hacia el arte, entonces esa responsabilidad se vuelve positiva, con un incremento en el potencial de creatividad y productividad. (Barroqueira, D., 2006).

"Por aquel entonces (en la universidad) estaba en obras de arte.
Estaba inmerso en la creación del arte. Me ayudó a ser capaz de
enfocarme". Ryan M., maestro de arte Newark, NJ, diagnosticado con TDAH en la escuela media y secundaria.

Algunos recursos artísticos para Niños y Adolescentes

Libros:

The New Drawing on the Right Side of the Brain, 1999. *De Betty Edwards.* ¡Gran libro!

Drawing With Children, 1986. *De Mona Brookes Tarher.*

Draw 50 serie (Animales, Personas, etc.)... *De Lee J. Ames*
Simple, pero efectivo, los niños lo adoran.

Encouraging the Artist in Your Child, 1989. *De Sally Warner.*

Drawing Faces - Usborne Art Ideas, 2002. De Jan McCafferty.

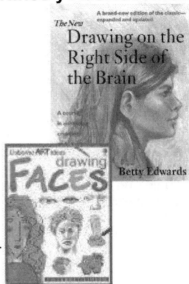

Sitios Web:

Art Junction - www.artjunction.org/young.php - Art Junction es un programa de la *Universidad de Florida* y es descrito como un sitio de colaboración para maestros y estudiantes. Tiene información útil con detalles sobre la enseñanza del arte para niños, en varias etapas, incluyendo pre-escolares, y cómo nutrir sus habilidades creativas, junto con algunos detalles sobre qué materiales son mejores para usar. Cuenta con recursos para maestros, adolescentes y niños, así como links útiles.

Something Different - www.youdraw.com es una website donde uno puede dibujar sus propios dibujos usando un pad electrónico sobre la computadora, los que son subidos al sitio. Es algo que los niños pueden hacer para que sus trabajos consigan algún tipo de visualización de la audiencia. Las imágenes pueden ser publicadas en un libro, entonces sus dibujos podrían aparecer impresos, lo que es algo positivo y excitante para los niños. Hay un número de sitios similares.

Dos sitios para aprender a dibujar retratos:

About.com – Portrait Drawing
drawsketch.about.com/od/drawingportraits/Portrait_Drawing_Faces.htm

Portrait Artist.org
www.portrait-artist.org/face

Terapia Artística Profesional

La Terapia Artística Profesional es una rama real y creciente de la corriente principal (no alternativa) de la psicología Los terapeutas del arte son certificados por una junta y se encuentran localizados por todos los Estados Unidos. *La Asociación Americana de Terapia Artística* puede educarlo en esta forma de terapia no-alternativa para tratar muchos trastornos de salud mental en niños, adolescentes y adultos.

Asociación Americana de Terapia Artística (AATA).
www.arttherapy.org
La AATA representa aproximadamente a 5,000 miembros y 36 AATA salones de reuniones estatales y regionales que conducen reuniones y actividades para promover la terapia artística a nivel local.

Subscripción al Magazine Gift Ideas for Children:

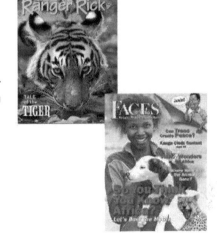

- Big Backyard
- Animal Baby
- Ranger Rick

De nuestra experiencia, los niños pre-adolescentes pequeños y más grandes esperan cada tema.

National Wildlife Federation
http://www.nwf.org
800-822-9919

- Faces Magazine
  Cobblestone & Cricket

Faces es una muy colorida e interesante revista de suscripción para niños de edades de 9 a 14, que les enseña acerca de personas y culturas de todo el mundo
www.cobblestonepub.com

Los niños necesitan de su tiempo, atención, aprobación y AMOR.

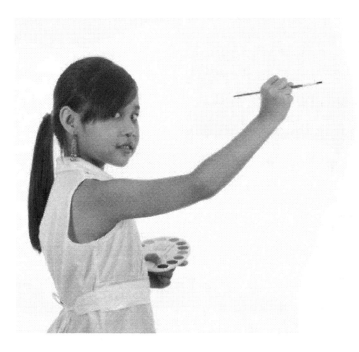

Los Niños y el Arte - Una mezcla saludable y parte de una "cura" natural para muchos niños y adolescentes con TDAH

Una de nuestras necesidades más grandes emocionales y psicológicas es el amor. Sin amor, los problemas psicológicos son más propensos a aumentar o intensificarse. El amor es un curador. El amor ha sido descrito como "la mejor prescripción". Cuando los niños que manifiestan síntomas de TDAH reciben amor y atención extra de sus padres, de profesionales preocupados, maestros, enfermeros, esto ayuda a casi todos los niños con TDAH a hacer progresos. La prescripción "que cura" los síntomas del TDAH, en muchas situaciones, no está en el medicamento, sino que es el resultado de recibir amor, cuidados y atención extra. Algunos niños son muy independientes, mientras que otros necesitan más atención y cuidado de lo usual en ciertas etapas de su desarrollo.

Muchos niños que han sido abusados pueden manifestar síntomas que son diagnosticados como TDAH, y un número desproporcional de niños de hogares de padres solteros son diagnosticados con TDAH. (Neven, et al., 1997). Podría haber un número de razones para esto.

Los niños necesitan amor incondicional así como también la aprobación de sus padres, maestros y otros. Los padres necesitan pasar tiempo con sus niños, para ayudarlos con sus tareas, para establecer lazos amorosos pero firmes y para protegerlos de malas influencias. Esto toma tiempo y mucho esfuerzo. La televisión o la Internet sin supervisión no son buenas niñeras para sus niños o adolescentes. Pueden ser herramientas de "aislamiento y distracción"[37], como comentó una maestra de grado acerca de sus alumnos en una carta a los padres. Otra educadora y estudiante de educación especial dijo de sus estudiantes pre-escolares, con preocupación y algo de frustración, "estos niños no necesitan medicamentos, ellos necesitan paciencia y amor."[38]

Un maestro nunca sabe lo que el niño puede estar atravesando en el hogar, por lo tanto debe tratar de lidiar con los niños y adolescentes a su cuidado con paciencia y tolerancia, como muchos hacen.

Un adulto responsable que critica demasiado puede dañar la auto-estima del niño, lo que podría contribuir a problemas para el niño más tarde en la vida. Todas las actividades que refuercen la auto-estima pueden ser parte del esfuerzo curador para los niños con síntomas de TDAH.

Algunos maestros y directores son una fuente de seguridad para los niños de todas las edades, y es alentador ver eso. Los padres necesitan ser pacientes con los niños y darles amor, atención, tiempo y aprobación, lo que puede ser un desafío criar a un niño con necesidades especiales. La constante reprimenda o la ridiculización cruel a un niño puede ser considerada como una forma de abuso. Es necesario razonar con los niños y ayudarlos a entender los cómos y los porqués de cierta acción o conducta en vez de forzarlos o amenazarlos.

Necesidades Espirituales de Niños y Adolescentes

No deben pasarse por alto las necesidades espirituales de los niños y adolescentes. Hay una correlación positiva entre los niños y adolescentes que se sienten fuertemente conectados espiritualmente y una buena salud mental, e incluso física. Los niños y adolescentes con un fuerte sentido de espiritualidad son capaces de afrontar mejor una enfermedad crónica y son, en general, más resistentes.

Al comentar sobre un estudio el pediatra Dr. Michael Yi, del Centro Médico Hospital de Niños de Cincinnati, y Sian Cotton, PhD, profesor adjunto de investigación en el departamento de medicina familiar, de la Universidad de Cincinnati *Health Line* declara, "altos niveles de bienestar espiritual fueron asociados con menos síntomas depresivos y un mejor bienestar emocional", conectando "bienestar espiritual" con un mejor "resultado en la salud mental". (Pence, K., January 8, 2009. UC *Health Line*). Del mismo modo, un estudio de la Universidad de Columbia Británica concluyó que "los niños que eran más espirituales eran más felices," y que para aquellos niños en contacto con un "sistema de creencias interior", "la espiritualidad fue un vaticinador significativo de felicidad, incluso después de remover las variantes asociadas con el temperamento". (Harper, J., 12 de Enero, 2009. *Washington Times*).

---

[37] Booker, K. 2004. Letter, Paterson, NJ
[38] Communication, Teaching Notes, 2005, Paterson, NJ.

En vez de permitir a los niños darse el gusto con las cosas "oscuras", siniestras, o incluso "diabólicas" asociadas con algunos entretenimientos, inclusive algunos libros populares para niños, elija libros y entretenimientos que enseñen valores positivos, incluyendo material espiritualmente enriquecedor. Préstele atención a las necesidades espirituales de su niño y adolescente. Esto puede contribuir a una mejor salud mental, ayudar a los niños y adolescentes a ser más resistentes, y podría incluso contribuir a un mejor resultado en la salud física para algunos niños y adolescentes.

Evite sobrecargarse con culpa
Mantenga una Actitud Positiva y Esperanzada

Los padres también necesitan apiadarse de ellos mismos y deberían evitar sobrecargarse con culpa. Tales pensamientos como, "*¿Qué hice mal? ¿Por qué no actué antes? Si tan solo hubiéramos*", consiguen poco y solo agregan carga a los padres. La decisión de usar medicamentos o no puede ser agonizante a veces para muchos padres.

La culpa puede desgastar a una familia. Al tratar con el presente, mirando hacia adelante en vez de hacia atrás, y haciendo todo lo que puede ahora en vez de vivir en el pasado, puede desarrollar una actitud positiva, con visión de futuro que está orientada a la solución. Si se cometieron errores, debería recordarse que *"La vida es todo acerca de cometer errores y aprender de ellos"* Al abordarse cambios en el estilo de vida, se pueden alcanzar las soluciones, contribuyendo a un mejor estado de ánimo para el niño y la familia. Ninguna familia, ningún padre y ningún niño son perfectos. No podemos esperar la perfección de nosotros o de alguno de nuestros niños. Necesitamos mantener el equilibrio y una actitud positiva hacia nuestros niños, especialmente aquellos con necesidades especiales o circunstancias no tan perfectas.

Una madre cuya hija había sido diagnosticada con TDAH dijo que tuvo que trabajar duro para mantener una actitud positiva hacia su hija. (No era su inclinación natural). Si somos capaces de hacer eso, se verá reflejado en la manera en que le hablamos y tratamos a nuestros niños, y resultará en una mejor relación a largo plazo con ellos. Si creemos en los niños y mantenemos la esperanza, los felicitamos por todo lo positivo en su progreso o logros, esto será reflejado en nuestro tono de voz y conducta hacia ellos, y el niño lo recogerá. Construya sobre lo positivo. Esto ayudará al niño, en cambio, a verse positivamente, y a no rendirse cuando las dificultades se presentan en su vida y circunstancias. Los problemas y las dificultades, *se presentarán* en la vida de cada uno, y al construir sobre las fortalezas, un niño aprende a ser resistente. Nunca se rinda. *"El amor espera todas las cosas".*

Capítulo 5

Soluciones Educativas
Soluciones viables dentro de la Escuela
Soluciones Educativas
Atención Uno a Uno
Técnicas de Enseñanza Específicas
18 Ideas Educativas Positivas
Mentores, Tutorías
Entrenamiento, Recursos de Entrenamiento
Lectura
Conclusión

"Muchos niños de escuela primaria evaluados por sus maestros como con síntomas clínicamente significativos de desatención, no muestran síntomas similares al año siguiente". David Rabiner, Ph.D., de la Universidad de Duke, comentó acerca de un estudio clínico de niños con dificultades de atención. El estudio fue publicado en el *Diario del Desarrollo y Comportamiento Pediátrico* en Abril de 2012.

"Varias explicaciones son posibles incluso cambios positivos asociados con la maduración, la resolución de un factor estresante significativo, o tal vez una mejora en la nutrición y/o en el dormir. Los maestros podrían usar escalas de calificación diferentes, con algunos maestros propensos a asignar calificaciones más altas que otros.

Sin embargo, también es posible para algunos niños, un cambio en el contexto de la clase, es un factor importante. Esto repite los hallazgos obtenidos con estudiantes de escuela media, donde las calificaciones de síntomas de TDAH entre maestros a menudo no muestran un fuerte acuerdo. La diferencia ha sido atribuida por algunos investigadores a las características únicas asociadas con las diferentes clases".

Soluciones educativas viables
desde el sistema escolar y el hogar

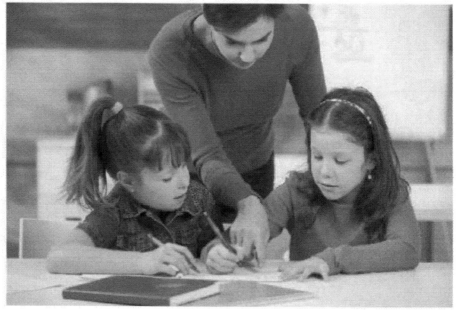

Solución Educativa

Sumado a los cambios en el estilo de vida, los ajustes educativos en la escuela y el hogar pueden ayudar a facilitar la concentración para muchos niños. Susan Ashley, Ph.D., una psicóloga clínica de niños con muchos años de experiencia, y que trabaja diariamente con niños con necesidades especiales, recomienda "la solución educativa" junto con la terapia como una intervención principal para el TDAH, en vez de la medicación como tratamiento de línea. (Ashley, S., PhD, 2005). Esto puede resultar en una ganancia positiva a largo plazo en las habilidades del niño para enfocarse, comportarse apropiadamente en la escuela, y tener éxito en la clase.

Atención Uno a Uno

Muchos niños con trastornos de aprendizaje, especialmente aquellos sin padres, se benefician de la atención uno a uno. Los asistentes de instrucción están disponibles en algunas situaciones en la escuela y esto puede ser de ayuda para muchos niños.

Además, los programas de tutorías tales como Big Brother (Hermano Mayor) pueden proveer modelos de conducta positivos y aliento cálido. Un maestro sustituto en una amplia zona marginal dijo que lo que valoraba más acerca de su trabajo era su habilidad de ser un modelo de conducta positivo y figura paterna para los niños sin padres.

La tutoría después de clases para ayudar a los niños o adolescentes con la lectura, la matemática, u otros temas, puede también estar disponible a través de las escuelas, bibliotecas públicas[39] y algunos programas después de la escuela, y esto también ha ayudado a muchos a atravesar periodos difíciles en su educación y a pasar clases que de otra forma no hubieran pasado.

En el caso de utilizar un entrenador de lectura después de la escuela, tanto la atención práctica dada a la lectura, como así también la estabilidad y el sitio seguro creado a través de la atención uno a uno[40] puede ser estabilizador para los niños. Un niño puede estar totalmente desenfocado en la clase con otros 20 niños, aún así podría ser capaz de enfocarse bien en un entorno individual o con un pequeño grupo.

Un niño podría no tener a alguien con quien hablar temas serios tales como el divorcio de sus padres, y psicólogos escolares así como también trabajadores sociales y consejeros pueden escuchar con compasión a niños y adolescentes. Una dosis rápida de anfetaminas no es necesariamente la respuesta para un niño que está perturbado por los temas familiares. Profesionales calificados pueden también apoyar a niños en un entorno Interpersonal o de Terapia Hablada. Un buen equipo de apoyo puede hacer una gran diferencia.

Mentores de varios programas, tanto educativos, y a través de programas comunitarios y religiosos[41], tales como el estudio personal y supervisado de la biblia, puede ser de ayuda para algunos niños o niñas huérfanos agobiados, así como también para algunos niños con síntomas asociados con TDAH. Pero especialmente, los padres deberían tomarse el tiempo de darle atención uno a uno a sus niños.

Lea con su niño, tómese el tiempo de hablar con él o ella, llévelos a la cama y léales a la noche, ayúdelos regularmente y con paciencia con sus tareas. No delegue la crianza a otros, sino que halle alegría en su rol activo como padre, o en algunos casos, como abuelos o tutores. Trate de no esperar o demandar perfección, sea tolerante y construya sobre las fortalezas de su niño dándole un sentido de aprobación.

---

[39]McNuff, J., 2005. Paterson, NJ.
[40]Reading Recovery, www.readingrecovery.org.
[41]New Jersey Teaching Notes, 2005-2010.

Algunas técnicas de enseñanza específicas que pueden ayudar:

Use ayudas visuales e imágenes- Los niños con síntomas de TDAH son a menudo altamente visuales, como lo son muchos niños hoy en día. Un estimativo profesional es que el 80% de los niños de hoy en día son visualmente orientados. Sin embargo, de las observaciones, parece como si un alto porcentaje de niños que muestran síntomas de TDAH están visualmente "conectados", a un grado mayor que el niño promedio.

Divida las tareas grandes en tareas más pequeñas.[42] - Esto ayuda a enfocarse a los niños con problemas de atención. Además, algunos maestros han hallado que sentar a los niños con problemas de atención, cerca del escritorio del maestro, y con contacto visual, ayuda. La atención cuidadosa a la disposición de los asientos en general puede ayudar.

Un sistema de compañero, donde un estudiante progresista y bien adaptado haga equipo con estudiantes que tienen dificultad de aprendizaje, ha probado ser una manera efectiva de ayudar al estudiante agobiado, y para los estudiantes que enseñan quienes están en una posición de dar, a encontrar alegría y satisfacción en ayudar a otros.

"Cuando escuchas la palabra TDA, la palabra que sigue es medicación. El 75-80% de aquellos quienes son diagnosticados con TDAH en algún punto serán medicados. "¿Por qué la insistencia en la medicación? ¿Por qué no instar por el entrenamiento de los padres, las clases especiales y el entrenamiento en las habilidades sociales? Podemos suponer por qué los padres están presionados. La medicación es relativamente barata, altamente rentable, fácil de dar y casi no toma esfuerzo. La crianza es un trabajo duro. "Si una pastilla puede hacer su trabajo más fácil, por qué no?" Necesitamos preguntarnos, "¿Qué puedo hacer en cambio?~" (resumido para la brevedad).
Susan Ashley, Ph.D., Psicóloga Clínica – *Libro de Respuestas del TDA & TDAH – Las 275 Preguntas Más Preguntadas por los Padres.*

---

[42]Algunas de las ideas de esta y las siguientes páginas son adaptadas del libro de Sandra Rief, *Cómo llegar y enseñar a niños con TDA/TDAH*, 1987.

18 Ideas Educativas Positivas

que pueden ser de valor para niños con síntomas de TDAH.

1. **Trabaje con niños a un nivel individual**, uno a uno. Los niños con necesidades especiales se benefician de la atención uno a uno. Provea mentores, asistentes instructivos, y/o enrole al niño a una tutoría después de la escuela o una asistencia de lectura.

2. **Claridad y estructura** - Las instrucciones claras paso a paso ayudan a los niños con dificultades de atención a enfocarse mejor.

3. **La enseñanza creativa, atractiva, pro-activa** es de importancia para los niños con síntomas de TDAH. A algunos niños les va mejor oralmente con sus tareas y pueden contestar preguntas cuando se les enseña, pero podrían encontrar dificultad en enfocarse en tareas escritas y exámenes.

4. **Los psicólogos escolares y los trabajadores sociales**, como parte de un **equipo de apoyo**, pueden ser de ayuda. Los niños y adolescentes jóvenes tienen un refugio donde pueden hablar de los problemas que los molestan con otros estudiantes, maestros o familia, o situaciones que pueden aparecer durante el día. Los trabajadores sociales en las escuelas públicas y los consejeros de sustancias de abuso han adoptado cada vez más el rol que usualmente está reservado para los psicólogos. Ellos, también, se han vuelto un nexo vital para los niños y jóvenes agobiados. Algunos consejeros guías y administradores de escuela también se han vuelto parte del equipo de apoyo del día a día de los estudiantes jóvenes.

5. **Entrenamiento de los padres** - La educación de los padres a través de un entrenamiento ha sido recomendada como parte del esfuerzo escolar para ayudar a los niños, ayudando a los padres y a la familia. Algunos directores de las escuelas públicas han organizado sesiones informativas de entrenamiento para los padres de los niños de sus escuelas. Algunas comunidades locales y programas sociales, así como también algunas organizaciones religiosas también ofrecen formas de entrenamiento para padres y familias. Algunos directores de escuelas organizan instrucciones simples para los padres, sobre el tema de la tarea y los medios de comunicación en el hogar, tales como la violencia en los medios y la seguridad de la Internet hogareña, y se las envía para revisión y firma al comienzo del año escolar. (Las instrucciones bilingües son útiles en muchas comunidades).

6. **Es de importancia la comunicación abierta entre la escuela y la familia**. Esto requiere esfuerzo de parte de los maestros, administrativos y padres.

7. **Refuerzo positivo** - Además de proporcionar la estructura necesaria, los límites y, a veces, disciplina, los maestros y administrativos quienes se enfocan en lo positivo y lo refuerzan, construyen una mejor relación con los niños y jóvenes, y pueden ayudar a contribuir a una atmósfera académica y de clase que ayuda a aquellos con problemas de atención a enfocarse mejor. Esto aplica en el ambiente hogareño también.

8. **Mejorar el estilo de enseñanza y dedicación para ayudar a los niños** puede resultar en una atmósfera de clase donde los niños con dificultades de atención se pueden enfocar mejor. Muchos niños con síntomas asociados con el TDAH necesitan cuidados. Otros necesitan más estructura. Los niños pequeños se ven afectados emocional y psicológicamente por las disputas familiares tales como separación o divorcio, por lo tanto los maestros necesitan tomar en consideración estos temas sociales y familiares al tratar razonablemente con niños cuyo comportamiento no es consistente, y hacer recomendaciones para la intervención.

9. **Animar a los niños y adolescentes a escribir regularmente en un diario**. Esto puede ser una manera efectiva de darse cuenta de las emociones negativas. Algunos adolescentes encuentran que escribir poesías tiene un efecto sanador emocional.

10. **Dividir tareas largas en tareas más pequeñas** en clase puede ayudar a muchos niños con periodos cortos de atención a lograr tareas y completar sus consignas.

11. **El uso extensivo de gráficos, color e imágenes** ayuda a todos los niños a enfocarse y concentrarse en su tarea, así como también a retener más información. Esto es especialmente cierto para niños con síntomas de TDAH.

12. **La atención en la disposición de los asientos** en clase para los niños con problemas de aprendizaje y atención es de ayuda para algunos niños con dificultades de aprendizaje y puede ser de ayuda para el maestro. Los niños a quienes les cuesta concentrarse, a menudo lo hacen mejor si se sientan al frente de la clase, cerca del escritorio del maestro, o en un lugar donde no están cerca de sus compañeros de clase. Un maestro de educación especial hace un uso efectivo de anteojeras que rodean tres lados del escritorio, en su clase de estudiantes pre-adolescentes, cuando los estudiantes están trabajando en tareas que requieren concentración tales como matemáticas, además de tener los escritorios separados cerca de dos pies.

13. **El uso de música relajante y tenue** en clase ayuda a los niños a estar calmos y enfocados. También, algunas escuelas, y muchos maestros y directores, son estrictos con las reglas concernientes a iPods y celulares con auriculares en clase,

---

[43]Ver la Sociedad para Terapia de Poesía . www.spt.com

en los pasillos y en la escuela en general. La música constante e intensa, mientras el niño o adolescente realiza su tarea, o en los minutos libres, en la escuela, en el autobus, o en el hogar, puede distraer extremadamente y "fragmentar" la mente y el proceso cognitivo de un niño o adolescente, haciendo difícil para él o ella concentrarse en tareas que requieren alto grado de habilidades cognitivas. Además, mucha de la música popular que escucha alguna gente joven en las zonas marginales, podría ser considerada de alguna manera anti-social en sus letras y actitudes, lo que puede contribuir a una falta de respeto hacia la autoridad, y a un clima que hace más difícil mantener el orden, o para el estudiante a aprender y a enfocarse. Hay muchas cosas que pasan en los auriculares a cada lado de los oídos de los estudiantes.

Los directores deberían estar al tanto que la música del iPod durante el día escolar en la escuela, para algunos estudiantes, puede contribuir a bajos niveles de logros académicos y podría también contribuir a problemas de conducta. Los padres también deberían estar al tanto de esto. Una joven adolescente que no podía enfocarse en una tarea difícil declaró que la razón era la música en su cabeza. Ella declaró que había estado escuchando la radio en su cuarto a la noche, y que la música todavía estaba dominando sus pensamientos al día siguiente en clase.

14. **Las tareas asignadas regularmente** ayudan a proveer estructura a los niños y adolescentes después de la escuela, por lo tanto sus horas después de la escuela son pasadas constructivamente en vez de otra forma. La televisión y los video juegos después de la escuela pueden contribuir a un bajo nivel de concentración en clase. Un padre mantiene los video juegos lejos de sus niños pre-adolescentes y adolescentes jóvenes durante el periodo escolar, y solo se los permite durante las vacaciones. Las tareas regulares contribuyen a fortalecer las habilidades cognitivas de un niño y adolescente, así como también a fortalecer sus habilidades para enfocarse. Muchos maestros de grado asignan regularmente de una a dos horas de tareas por día. Cuando los niños completan estas tareas regularmente, les ayuda a desarrollarse académicamente, como también los ayuda a desarrollar una buena ética de trabajo.

Los niños deberían tener un lugar bien organizado en el hogar para hacer las tareas, libre de distracciones. La televisión y la música deberían estar apagadas durante sus sesiones de tarea, y algunos niños y adolescentes se benefician de la participación directa de sus padres en sus tareas.

Si asistir regularmente a sus niños con sus tareas es abrumador para los padres, y los niños necesitan ayuda, los padres deberían considerar contratar a un tutor. Si los niños o adolescentes dicen con regularidad que no tienen tarea, los padres deberían comunicarse con los maestros para ver si realmente es el caso. Muy a menudo, la mayoría de los maestros asignan tareas regulares de temas básicos. Los maestros deberían tratar de comunicarse con los padres si el niño no está haciendo la tarea regularmente.

15. **Los amigos de clase** entre los estudiantes excelentes pueden asistir a los estudiantes que tienen dificultades para concentrarse. Esto tiene algo de efecto positivo en ambas direcciones, para el niño que necesita ayuda, y para el niño que está dando la asistencia.

16. **La enseñanza atenta y/o los asistentes de clase** pueden ser de valor en ambas educaciones especiales y en clases regulares para niños con síntomas de TDAH, y para toda la clase donde podría haber varios estudiantes con necesidades especiales. Los padres pueden averiguar en el sistema de su escuela particular, qué es necesario para obtener asistencia individual para su niño en clase.

17. **Las Instrucciones orales, la enseñanza y los exámenes** pueden ayudar académicamente a algunos estudiantes. Muchos estudiantes destacan cuando se usan métodos de enseñanza pro-activos tales como preguntas y respuestas, pero pueden no andar bien cuando se les da una tarea de lectura y escritura. Diferentes aptitudes y diferentes tipos de estilo de enseñanza pueden ser tomados en consideración cuando se trata con niños con necesidades especiales o que tienen síntomas de TDAH.

18. **Mantener las películas fuera de la clase**. Las películas para entretenimiento, que son usadas comúnmente para llenar el tiempo en algunas clases, pueden ser contraproducentes a largo plazo, especialmente para niños con síntomas de TDAH. Algunos maestros y algunas escuelas a veces usan regularmente a las películas como niñeras electrónicas.

Mirar excesivamente televisión y películas, especialmente con un hábito de por vida, puede contribuir a hábitos mentales y de vida perezosos. Los dibujos animados de acción pueden contribuir a dificultades de atención en algunos niños. Elija arte en vez de películas. Muchas películas de hoy son de ritmo rápido y muchas tienen temas macabros. Es de notar que después de las películas en la escuela, podría tomar algún tiempo para ciertos niños "calmarse" y concentrarse nuevamente en el trabajo escolar.[44] (Esto se refiere a películas no-educativas para entretenimiento, en contraste con muchos videos educacionales que tienen mucho más valor en la educación).

Las películas usualmente desarrollan temas y personajes más profundamente que los programas de televisión. El elemento visual de las películas es también más intenso que la mayoría de los programas televisivos. Los niños reflexionan sobre las escenas y el significado de lo que han visto en las películas, y muchos no tienen la habilidad de "apagar el canal" en sus mentes. Los niños que han visto "películas de miedo" podrían encontrar difícil concentrarse en clase, y algunos pre-adolescentes incluso han estado mentalmente distraídos en clase como resultado de escenas y situaciones, que podrían ser difíciles de decodificar para los niños, incluso en películas tales como Bob Esponja.

---

[44]New Jersey Teaching Notes 2005-2011.

Más sobre Películas en la Escuela

La exageración de películas podría ser un factor contribuyente hacia el desarrollo de los síntomas de TDAH en algunos niños. Si es así, las escuelas deberían desalentar, en vez de alentar las películas en la escuela. Esto es especialmente en vista del hecho que los niños pequeños son consentidos con películas de varios grados de violencia, y que muchas películas populares de niños son violentas, muy intensas, o tienen escenas violentas o de violencia impactante. Las escuelas pueden sin darse cuenta o tácitamente, reforzar este modelo de vida para muchos niños, y algunos maestros y maestros sustitutos pueden ser excesivamente liberales en el nivel de violencia que le presentan o permiten en la clase a los niños.

Muchos maestros, maestros sustitutos, y asistentes educativos, así como escuelas en general, usan películas de entretenimiento con valores marginales o no-educativos para llenar el tiempo. Los padres deberían estar al tanto de eso, y deberían preguntarles a sus niños acerca de las películas que podrían estar viendo en la escuela.

La educación del carácter ha probado tener mucho valor en el sistema de la escuela pública y en la clase. Un maestro de grado en Newark, NJ pasa los primeros dos días del año escolar concentrándose en lecciones de educación del carácter. Esto tiene beneficios para el resto del año escolar. Muchas clases tienen lecciones, palabras e ideas que representan valores positivos e ideas colgadas en las paredes y en posters en la escuela y la clase. En algunas escuelas, los estudiantes pintan citas positivas sobre las paredes del pasillo y las escaleras. Esto ayuda a crear una atmósfera propicia para el aprendizaje, la buena conducta y los valores positivos.

Sin embargo, las lecciones para aprender de un alto porcentaje de películas para niños, incluso en la clase, y lo que muchos niños generalmente miran en su hogar, a menudo presentan un mensaje opuesto. La venganza, el ganar a toda costa, el poder hace la fuerza, o regocijarse con el sufrimiento de otros podrían ser temas subyacentes. Además, películas de ritmo rápido y dibujos animados, que podrían tener escenas de violencia e intensidad, pueden contribuir a los síntomas de TDAH en algunos niños. El uso regular de películas de entretenimiento en las escuelas públicas primarias y secundarias, podría ser contribuyente a una baja calidad de educación en algunas escuelas.

Enseñar habilidades de vida positivas tales como ayudar a la gente joven a apreciar el arte como recreación y placer, alentar a los jóvenes y niños a aprender a tocar un instrumento musical o escribir poesía, encontrar diversión en un deporte recreativo, o disfrutar y apreciar el aire libre, puede ayudar a los niños o adolescentes a madurar emocionalmente y a desarrollar un juego de valores y hábitos de vida positivos.

Tutoría, Mentores y Entrenamiento

La tutoría, los mentores y el entrenamiento pueden probar ser de beneficio para muchos niños con síntomas de TDAH. La Asociación ADDA recomienda especialmente el entrenamiento para el TDAH. Estudios clínicos indican que el entrenamiento ayuda a los estudiantes con TDAH en muchas maneras. El entrenamiento del TDAH es un campo emergente que está entrando por su cuenta, y los padres deberían considerar el entrenamiento para los adolescentes de escuela media o secundaria. En el colegio, un entrenador puede ser usado en forma efectiva en vez de terapia para algunos estudiantes con TDAH. (Universidad de Carolina del Norte, 2011).

Un entrenador no es un terapista o médico profesional. Un entrenador ha sido entrenado para ayudar con las áreas prácticas de la vida, que podrían ser difíciles de lidiar para algunos con síntomas de TDAH. Un entrenador está disponible durante el día por teléfono, mensaje de texto o email, y ayuda al cliente a apegarse al plan de tratamiento, metas y a mantenerse organizado.

El entrenamiento de vida es usado en una amplia variedad de contextos, mientras que el entrenador especialista en TDAH recibe educación y certificación para esta especialidad. El costo del entrenamiento es menor que el de la terapia, y hay un número de organizaciones que pueden proveer una lista de entrenadores calificados en su área. Los entrenadores pueden trabajar en armonía con el psicólogo, terapista o el equipo de estudio infantil.

Algunos que podrían no ser receptivos a otras formas de tratamiento o terapias, podrían mostrar resultados positivos al entrenamiento. Sesiones regulares de entrenamiento pueden ser conducidas por teléfono, webcam, y algunos entrenadores trabajan en persona, o usan una combinación de estos acercamientos. Un entrenador puede hablar con el cliente 15 minutos por día, o en otros horarios por periodos más largos de tiempo.

Se debería tener cuidado al elegir al entrenador que se ajusta a su estilo personal y con el cual usted y su hijo adolescente se lleven bien y se sientan confortables. Para los adultos que han sido diagnosticados con TDAH, la psicoterapia, la terapia familiar, el consejo matrimonial y el entrenamiento, son algunos de los posibles caminos de apoyo. Los grupos de apoyo también pueden ser de ayuda para algunos adultos o padres.

Recursos de Entrenamiento

Academia de Entrenamiento de TDAH
www.addcoachacademy.com

Instituto para el Avance del Entrenamiento en TDAH
www.adhdcoachinstitute.org

Organización de Entrenadores de TDAH
www.adhdcoaches.org

Federación Internacional de Entrenadores (ICF)
www.coachfederation.org

Leer para la Educación y el Placer

Enseñar a los niños a disfrutar la lectura, así como a entender lo que leen, es de mucho valor e importancia. Aproximadamente el 23% de los adultos en Estados Unidos son considerados analfabetos funcionales. (Alfabetismo. *Departamento de Instrucción Pública de Wisconsin*, 2002). Los niños que leen en vez de mirar excesivamente la televisión, pueden desarrollar mejor la habilidad de concentrarse, y están mejor equipados para el éxito académico y de carreras futuras.[45]

    Un entrenador de lectura profesional que ha entrenado "cientos" de niños con síntomas de TDAH, declara que "una de las grandes tragedias de este mundo es que los niños no saben más cómo sentarse solos y encontrar placer en la lectura de un buen libro"[46]. Los padres que están conscientes de ello pueden revertir esta tendencia con sus propios niños. Enséñele a su niño o estudiante a apreciar el valor de la lectura. Leer, sin televisión, iPod, música u otra distracción electrónica, puede ser reconfortante para la mente y el alma.

> El sitio web de la AJNPN ofrece una lista de libros con cerca de 200 libros de valor positivo para niños y adolescentes.
> Por favor ver:
> www.winmentalhealth.com/best_childrens_books.php

Neurofeedback y Biofeedback

    La mente ha sido asociada a un músculo que necesita ser ejercitado y que puede ser reforzado con ejercicio. El Neurofeedback puede ser ligado al ejercicio de la mente. Puede fortalecer la mente y contribuir a un mayor auto-control. Es de alta tecnología, puede ser costoso, pero algunos han concluido que, en realidad, no es más costoso a largo plazo que tomar la medicación estimulante prescrita.

    El Neurofeedback implica colocar electrodos a la cabeza, mientras el paciente trabaja con ejercicios mentales, que se miden para proporcionar información sobre la actividad cerebral. El Biofeedback implica regular otras partes del cuerpo tales como la piel, el corazón, y demás, mientras que el neurofeedback se enfoca solo en el sistema nervioso central.

    El Neurofeedback y el Biofeedback deberían ser practicados solo por profesionales, luego de un exhaustivo examen y por un practicante con licencia y confiable. Mientras que no es tan ampliamente aceptado como algunas otras formas de tratamiento, hay evidencia que el neurofeedback puede ser efectivo.

---

[45]Wall Street Journal, 2007.
[46]McNuff, J., 2005. Paterson, NJ Public Library.

Un niño o un adulto pueden aprender a desarrollar la habilidad de concentrarse y enfocarse a través del neurofeedback, y ambos, neuro y biofeedback son aplicados a un amplio rango de situaciones y trastornos de salud mental, incluyendo ansiedad, trastorno bipolar, OCD, epilepsia, alcoholismo y abuso de drogas.

El Neurofeedback no es tan misterioso como parece ser al principio, y puede considerarse una forma de ejercicio o fortalecimiento y mejor control de la mente, y en el caso del biofeedback, mejor regulación de las funciones corporales también. Puede ser usado junto con otras formas de terapia y medidas de auto-ayuda.

Mientras se necesita más investigación, el neurofeedback se ha vuelto de alguna manera una forma aceptada de tratamiento, una aproximación más o menos corriente de tratar el TDAH y otros trastornos. Los estudios clínicos indican que el neurofeedback resulta en una "mejora significativa" para niños con TDAH usando ambas escalas objetivas y subjetivas (escalas de crianza) (Lubar, J.F., et al., 20 de Marzo, 1995). Un meta-análisis de estudios sobre neurofeedback para el tratamiento pediátrico del TDAH, publicado en el 2011 por investigadores de la Universidad del Estado de Ohio, concluyó que el neurofeedback es "probablemente eficaz". (Lofthouse, N,I,, et al., 16 de Noviembre, 2011).

Recursos de Biofeedback/Neurofeedback

La Asociación para la Psicología Aplicada y Biofeedback
www.aapb.org

La Sociedad Internacional para Neurofeedback & Investigación
www.isnr.org

¿Qué es el Neurofeedback?, por D. Corydon Hammond, Ph.D.

Capítulo 6

Recursos
Referencias útiles
Lista de Control de Salud Mental para Padres y Educadores
Cuadros y Gráficos
Bibliografía
Índice

Elija el arte en vez de la violencia para una mejor salud mental suya y de sus niños.

Referencias útiles

Español:

Coaching TDAH: Coaching para Jóvenes y Adultos con Déficit de Atención con o sin Hiperactividad, *Jorge Orrego Bravo*
Jorge Orrego Bravo es licenciado en psicología, master en psicología clínica y doctor en psiquiatría por la Universidad Autónoma de Barcelona.

Como Tratar y Ensenar al Nino Con Tda/Tdah - (Spanish Edition)
by Sandra F. Rief (May 2001) - Conocido libro por el ex maestro de educación especial Sandra Rief traducida al español.

ADD & ADHD Questions and Answer Book, *Professional Answers to 275 of the Top Questions Parents Ask..* 2005. Susan Ashley, Ph.D. Ashley es una psicóloga clínica que trabaja con niños. Ella se inclina a abogar por las intervenciones no farmacéuticas para el TDAH como una estrategia de primera línea. Su libro es un recurso excelente para los padres.

Los siguientes libros y referencias están disponibles sólo en Inglés:

Attention Research Update
www.helpforadd.com
email para suscribirse: attentionresearchupdate@helpforadd.com
Attention Research Update es uno de los boletines y sitios web que mejor investigan sobre TDAH.

Are We Giving Kids Too Many Drugs? *Medicating Young Minds.*
Noviembre 2003. Revista Time.[47]

Bipolar Children, 2007. Editado por Sharna Olfman, Ph.D. *Niños Bipolares* describe el sobre-diagnóstico del trastorno bipolar en niños, la sobre medicación de los niños que son etiquetados como "bipolar", y alguna de las razones para ello. Este provee documentación excelente de un número de escritores sobre este grave tema.

Brain Exercises to Cure ADHD. 2008. Amnon Gimpel, M.D. La mente es como un músculo. Ejercitándola, desarrollamos nuestro poder de concentración y podemos superar ciertos síntomas de TDAH. Los ejercicios cerebrales ayudan a los niños a fortalecer la mente. Las habilidades sociales y el auto-control pueden ser aprendidos y desarrollados.

---

[47]Vincent Iannelli, M.D., autor y consejero del sitio web (About.com), quien a veces apoya los medicamentos para niños, declara, "este artículo hace un buen trabajo describiendo los riesgos vs los beneficios del tratamiento".

Blaming the Brain*: The Truth About Drugs and Mental Health.* 1998. Elliot Valenstein, Ph.D. *Blaming the Brain* mira la historia de los tratamientos psiquiátricos, y presenta evidencia que la enfermedad mental no es como la diabetes, la presión arterial alta o una enfermedad cardíaca. Valenstein está en desacuerdo con el modelo médico de la salud mental, y la opinión que "los desequilibrios químicos" causan los trastornos de salud mental o que los productos farmacéuticos pueden curarlos. Valenstein es profesor emérito de psicología y neurociencia de la Universidad del Estado de Michigan.

Lead Poisoning – NJ Department of Community Affairs
101 South Broad St.
Trenton, NJ 08625
www.leadsafenj.org
877-DCA-LEAD
(Contacte a la agencia apropiada en su propio estado si sospecha de envenenamiento por plomo).

El envenenamiento por plomo, y otros contaminantes ambientales, son un factor contribuyente en el 2 a 10% de los casos de TDAH en los Estados Unidos, de acuerdo a la interpretación de la investigación de Joel Nigg, Ph.D en *¿Qué Causa el TDAH?*

McGillicuddy, Tara. Vale la pena suscribirse al **ADD/ADHD Coach and Consultant newsletter.** Tara con frecuenta publicita y recibe transmisiones gratuitas de autores y autoridades líderes en TDAH.
http://taramcgillicuddy.com/

The Myth of the A.D.D. Child – *50 Ways to Improve Your Child's Behavior & Attention Span Without Drugs, Labels or Coercion*. 1997. Thomas Armstrong, PhD. Este contiene una excelente introducción que describe la historia del uso de la medicación psiquiátrica y algunas buenas sugerencias en términos de cambios en el estilo de vida para el TDAH.

Natural Prozac: *Learning to Release Your Body's Own Anti-Depressants.* 1988. Joel Robertson, Ph.D. Se destacan la Auto-ayuda no farmacológica y los cambios en el estilo de vida, como soluciones para la depresión (y trastornos relacionados). Este provee una excelente explicación de cómo los desequilibrios químicos están relacionados con la depresión, y sus orígenes. Robertson también documenta cómo la música puede influenciar la química de la mente y para algunos contribuir a los trastornos de salud mental. Se encuentran en este libro ideas prácticas para superar la depresión.

No Child Left Different. Childhood in America series. 2006. Editado por Sharna Olfman, Ph.D., Universidad de Point Park . www.pointpark.edu/def
Olfman considera los problemas, los medicamentos, la crianza de niños, el TDAH, el trastorno bipolar y la violencia en los medios. Los artículos son de un número de escritores bien conocidos, médicos y expertos en el campo.

Parenting Children with ADHD: *10 Lessons That Medicine Cannot Teach.* 2005. Vincent J. Monastra. *American Psychological Association* (APA). Uno de los libros más populares de este género.

Please Don't Label My Child: *Break the Doctor-Diagnosis-Drug Cycle and Discover Safe, Effective Choices for Your Child's Emotional Health.* 2007. Scott M. Shannon, M.D. Se trata de una mirada equilibrada al etiquetado de niños y los actuales métodos psiquiátricos de etiquetar y medicar (el modelo médico), un contra-punto de vista de un psiquiatra de la corriente principal, que tiene más sentido que aquel del modelo médico. Shannon es un psiquiatra pediátrico que a veces prescribe medicamentos. *Please Don't Label My Child* contiene un excelente capítulo sobre etiquetado en psiquiatría.

Prozac Backlash: *Overcoming the Dangers of Prozac, Zoloft, Paxil, and Other Antidepressants with Safe, Effective Alternatives.* 2000. Joseph Glennmullen, M.D. (psiquiatra). *Prozac Backlash* proporciona una visión útil de las limitaciones de los medicamentos psiquiátricos, proveyendo buenas sugerencias de posibles causas físicas de la depresión, así como también abordar cambios en el estilo de vida, en vez de confiar demasiado en las medicaciones farmacológicas. Ver también *The Antidepressant Solution.*

Reading Recovery
Es una organización Internacional que brinda asistencia a escuelas para la tutoría de lectura para niños de primer grado. www.readingrecovery.org

Remotely Controlled – *How televisión is damaging our lives – and what we can do about it.* 2005. Aric Sigman, Ph.D. Sigman discute y documenta cómo el mirar incluso cantidades moderadas de televisión puede afectar la salud y la salud mental, inclusive contribuir a la depresión en adultos y niños, así como también contribuir al TDAH.

Rethinking ADHD, *Integrated Approaches to Helping Children at Home and at School.* 1997. Ruth Schmidt Neven, Vicki Anderson, Tim Godber. *Rethinking ADHD* proporciona acercamientos integrales para ayudar a los niños en el hogar y la escuela. Este es uno de los mejores libros para información de fondo sobre el tema. Documenta la sobre-prescripción de medicamentos psiquiátricos así como también los problemas sociales involucrados con el TDAH. *Solution-oriented.*

So Sexy, So Soon, *The New Sexualized Childhood and What Parents Can Do to Protect Their Kids.* 2007. Jean Kilbourne, Ed.D., Dianne Levin, Ph.D. Este libro discute, entre otros temas, la influencia de los medios de comunicación y culturales en sexualizar a los niños en la sociedad moderna.

Algunos de los íconos mediáticos e influencias que se mencionan con nombre en *So Sexy So Soon* son: Bratz Dolls, otros dibujos animados sexys, Pro-wrestling Girls, Power Puff Girls, Disney Channel, High School Musical, Spice Girls (Let Me Be Your Lover), Christina Aguilera, L'll Kim, 50-Cent, Justin Timberlake (Sexy Back), Eminem, Barbie Lingerie - My Scene Barbie, Cosmo Girl (revista), videos musicales sexys, televisión por cable en el cuarto (de los niños.).

Uno podría agregar también, desde que el libro *So Sexy So Soon* fue publicado, la Fiesta de Miley Cyrus en los Estados Unidos, videos y concierto, con su controversial "baile del caño", como así también la producción de Disney, Cheetah Girls. Lady Gaga se conoce por una noticia como "veneno" para niños en un reporte titulado, "¿Lady Gaga Ha Llegado Muy Lejos?". Esto, en respuesta al alto contenido sexual de su video, visto mayormente por adolescentes. (Britney Spears también ha estado implicada en alentar las llamas del abuso sexual infantil, con su uniforme escolar sexy y su música sexual en su CD debut.) *El 70% de la televisión para adolescentes tiene contenido sexual. El adolescente promedio ve 2.000 actos sexuales al año por TV.*

Ejemplos de VIOLENCIA en íconos televisivos/ películas: Mighty Morphin Power Rangers, Transformers, Star Wars, Teenage Mutant Ninja Turtles, Pro-Wrestling, Grand Theft Auto, uno de los video juegos más populares para niños y adolescentes de zonas marginales (entre otros), GiJo, Batman, Incredible Hulk, y otras películas de super héroes y dibujos animados.

Nota: Incluso las unidades de video juego portátiles pueden ser de ritmo rápido y sobre-estimulantes para la mente de algunos niños pre-adolescentes. En las escuelas primarias, jugando video juegos portátiles durante el recreo, los niños matan-al-vecino en combates interactivos y disfrutan con actividades criminales de bolsillo en Grand Theft Auto durante el receso de clases. ¿Esto afecta su comportamiento en clase? ¿Afecta su habilidad para concentrarse, su desenvolvimiento académico y calificaciones, su personalidad? Es muy probable que lo haga.

What Causes ADHD? *Undestanding What Goes Wrong and Why*. 2006. Joel T. Nigg, Ph.D. Michigan State University. Nigg proporciona conocimientos científicos técnicos y exhaustivos sobre el tema, con su bien documentado libro. Mucho más allá del alcance de la mayoría de los libros sobre el TDAH, *What Causes ADHD?* es una fuente bien equilibrada sobre el TDAH. Esto es una necesidad para escritores y autores sobre el TDAH y otros problemas de niños.

Your Child's Health: *The Parents' One-Stop Reference Guide to: Symptoms, Emergencies, Common Illnesses, Behavior Problems, and Healthy Development*. 1991. Barton D. Schmidt, M.D., F.A.A.P. *Your Child's Health* es una buena referencia general para padres. Un par de capítulos específicos también resaltan los peligros de la violencia en la TV y las películas para niños. Barton documenta las implicaciones de la salud mental para los niños de las dos décadas pasadas, muchos de los cuales disfrutan de películas de extrema violencia y sadismo desde tan pequeños como jardín de infantes.

Otro libro para citar para padres (y educadores) es, **Mommy I'm Scared: How TV and Movies Frighten Children and What Parents Can Do About It,** 1998. Joanne Cantor, Ph.D., Profesor de comunicación de la universidad de Wisconsin. Los efectos globales sobre el tiempo de la violencia en los medios de comunicación: Desensibilización hacia la violencia y hacia el sufrimiento de otros, imitación de violencia/ y actos violentos. Los niños están a menudo expuestos a la violencia en la televisión en el hogar, y los padres podrían no estar al tanto de eso. Esto no es raro, y una relativamente baja proporción de padres usan el control parental en la televisión (o Internet). Cantor menciona por nombre, como ejemplo de violencia comúnmente aceptada en los medios, Jaws (la película), The Day

After (película), The Incredible Hulk, Batman, Goosebumps, E.T. (que puede ser perturbante para niños pequeños), Alfred Hitchcock's Psycho, the Wizard of Oz (perturbador para niños pequeños; el Wizard of Oz es también mencionada por el psiquiatra infantil Peter Neubauer en el mismo contexto), como ejemplos de películas y TV con escenas violentas o perturbadoras para niños. También se menciona el bien conocido "Chucky" con clasificación R, Viernes 13, películas tipo Freddy Krueger, que los niños están regularmente expuestos en la TV por cable o en cines.

Su libro apunta a ambos, problemas y soluciones. Parte de la solución podría estar en la educación, donde maestros, directores u otros educadores de la comunidad pueden ayudar a los padres a entender el valor de proteger a los niños de la violencia en sus variadas formas.

****

Un número de libros mencionados en estas páginas, están disponibles para bajar en todo o en parte en googlebooks, sin ningún costo.

Páginas para colorear para niños para bajar gratis.
Hay muchos sitios en Internet para bajar gratis libros para colorear. Usted puede hacer su propio libro para colorear para su niño con páginas de cualquier tema imaginable, por sólo el costo del papel y la tinta. Estos son algunos de los sitios entre muchos donde puede encontrar páginas para colorear gratis.

Coloring Book Fun tiene cientos de páginas para colorear gratuitas para niños de todas las edades y niveles. coloringbookfun.com

RaisingOurKids.com tiene una buena selección de páginas imprimibles de flores para colorear para niños, algunas simples, otra más complejas.

Free Coloring Pages: Karen's Whimsey. Páginas para colorear más complejas para niños más grandes o con inclinación artística.
http://karenswhimsy.com/free-printable-coloring-pages.shtm

Able Child es una base sin fines de lucro para citar en el campo del TDAH para padres. www.ablechild.org

TDAH & Lista de Control de Salud Mental
-------------------------------------*para Padres y Educadores*

Arte
Si un niño está visualmente orientado, ¿por qué no enrolarlo en un programa de arte o en lecciones particulares?

¿Ha investigado la terapia artística profesional?

¿Tiene libros de arte disponibles en su hogar para su niño para que él o ella puedan desarrollar su interés en el arte?

¿Puede pasar algún tiempo enseñándoles a sus niños a disfrutar el arte?

Dieta
¿Mi niño come un buen desayuno todos los días?

Si mi niño come el desayuno en la escuela, ¿Sé que él o ella realmente comen el desayuno diariamente? ¿Qué está comiendo él o ella de desayuno en el hogar o en la escuela?

¿Se pueden hacer mejoras en la dieta y la nutrición? ¿Mi niño consume mucha azúcar en diferentes formas?

¿Mi niño consume cafeína a través de gaseosas o café/té?

Terapia Verde & Ejercicios
¿He incluido "tiempo verde" en la agenda diaria o semanal de mi niño? ¿Parques, caminatas, senderismo?

¿Mi niño ejercita al menos varias veces a la semana, además de en la escuela?

Contaminantes Ambientales
¿El envenenamiento con plomo es una posibilidad? ¿Otros contaminantes ambientales?

¿Puedo contactar a la agencia local de envenenamiento con plomo para examinar si mi casa o departamento podría ser susceptible a la contaminación con plomo u otro contaminante ambiental?

¿Mi niño es muy sensible a los aditivos alimenticios?

Si es así, se pueden hacer ajustes en una forma equilibrada para una dieta más saludable?

¿Mi niño o adolescente podría estar experimentando con drogas o alcohol?

Educación

¿Estoy satisfecho que mi niño está recibiendo la atención individualizada que necesita dentro del sistema escolar?

¿Tomo un interés activo en su trabajo escolar, sentándome y ayudando con su tarea después de la escuela?

¿Me comunico regularmente con sus maestros?

¿La escuela tiene un programa después de clase para ayudar con la tarea o la lectura?

¿Hay un programa gratuito de tutoría o mentores dentro de la escuela o el distrito escolar?

¿La biblioteca local o del condado tiene algún programa especial en tutoría o lectura que puede ser de ayuda?

¿Hay suministros dentro del sistema escolar para un asistente personal para mi niño?

¿Ha considerado, o está usted en posición de ser voluntario en la escuela donde va su niño?

¿Hay algún programa especial de verano del que mi niño pueda beneficiarse?

¿Hay academias dentro del distrito escolar donde podría haber menos niños en la clase, o donde la atmósfera podría facilitar mejor las necesidades especiales de mi niño?

¿El simple cambio de clases ayudaría a mi niño a concentrarse mejor en la escuela? [48]

Social, educativo, espiritual y apoyo

¿He hecho algún esfuerzo para él o ella para la asociación sana con otros niños en la comunidad, congregación, o escuela, o está en gran parte aislado?

¿He buscado lecciones de música para mi niño después de la escuela o los fines de semana?

¿He buscado programas de tutoría, especialmente si el padre del niño está ausente? Algunas ciudades (como Newark, NJ) tienen programas de tutoría gratuitos para adolescentes o niños mayores.

---

[48] Diario de Desarrollo y Comportamiento Pediátrico, Abril, 2012.

¿Cuánto tiempo paso con mi niño o niña dándole toda la atención?

Si mi niño es pre-adolescente, ¿paso tiempo todos los días o las noches leyendo con él o ella?

Si el niño tiene abuelos que lo apoyan, ¿pasa tiempo con ellos regularmente?

¿Le he inculcado a mi niño un sistema de valores, y le estoy proveyendo capacitacion espiritual? ¿El estudio regular de la Biblia le daría al niño el apoyo que necesita, o lo haría alguna otra forma de tutoría?

¿Qué hay acerca de buscar la asistencia de un entrenador profesional?

Si mi niño necesita la ayuda de un psicólogo o terapeuta, ¿me doy cuenta que la medicación es una opción, no un requerimiento?

Sexualidad

En el caso de un adolescente o incluso algunos pre-adolescentes, ¿Él o ella son sexualmente activos?

¿Su adolescente (o niño) podría estar siendo incursionado, o expuesto a, pornografía en la Internet, televisión, con amigos o en algún lado?[49]

¿Tiene un software de filtro para control parental instalado en su computadora y/o en el celular[50] de su niño, si el celular tiene acceso a Internet?

Disciplina

¿Soy consistente? ¿Doy disciplina con límites firmes pero razonables? ¿La disciplina es administrada con amor?

---

[49]La exposición a la pornografía puede hacer difícil que el niño se concentre en la escuela y puede contribuir a síntomas relacionados con algunas dificultades de salud mental. La exposición a la pornografía puede ser un problema para niños pequeños, así como adolescentes.

[50]Puede comprar software para control parental para Internet que puede ser instalados en celulares. Los celulares que tienen acceso a Internet son un modo común de bajar y transmitir imágenes pornográficas para algunos niños y adolescentes.

Música

¿Qué música escucha mi niño o adolescente? ¿Es intensa o suave? ¿Cuánto tiempo a diario o por semana pasa él o ella escuchando música?

Electrónicos

¿Cuántas horas de televisión mira mi niño todos los días?

¿Cuántas horas de video juegos juega mi niño por día?

¿Cuántas horas de películas mira mi niño cada semana? ¿Qué tipo de películas mira él o ella? ¿Son calmadas, o son agresivas o violentas?

¿Mi niño está expuesto regularmente a la violencia en los medios de comunicación? ¿Violencia en los dibujos animados? ¿Violencia de acción? ¿Violencia en los video juegos? ¿Ha desarrollado un gusto por criaturas fantásticas, o fantasías violentas? (Armstrong, T., 1997)[51]

¿Cuántas horas al día pasa mi niño online en comunidades de redes sociales tales como Facebook, y navegando por Internet?

¿Él o ella está en gran parte aislado de contactos sociales reales después de la escuela? ¿Qué ajustes se pueden hacer?

Si un niño se queda hasta tarde en la escuela diariamente, ¿cómo está usando ese tiempo allá? ¿Cómo usa el sistema de computación en la escuela después de hora?

Emocional y Apoyo

Si un niño tiene profundas heridas emocionales del presente o pasado, ¿él o ella se ha abierto y ha hablado con usted o un consejero?

¿Hay apoyo profesional para terapia hablada disponible en la escuela?[52] ¿Usted o su familia se beneficiarían de la terapia familiar, consejo familiar, o grupo de apoyo?

---

[51] *The Myth of the A.D.D. Child – 50 Ways to Improve Your Child's Behavior & Attention Span Without Drugs, Labels or Coercion* por Tom Armstrong, es un buen libro de referencia sobre la historia del TDAH y su tratamiento de prescripción.
[52] La terapia hablada, o Terapia Interpersonal, es a veces especialmente de ayuda para niños y adolescentes.

Conclusión

El TDAH no tiene que poner la vida de un niño en espera indefinida, y no necesita una prescripción. Hay una abundancia de ideas que los padres pueden poner en uso para ayudar a sus niños a superar los síntomas del TDAH sin medicación. Una combinación de un número de diferentes métodos y recursos que encajan en su estilo de vida, pueden ser efectivos en ayudar a los niños a superar el TDAH.

Los niños pueden ser ayudados en una forma equilibrada, sin tener que recurrir a medicamentos, y muchos ya lo han hecho. Antes de probar la medicación, primero trate con métodos naturales tales como cambios en el estilo de vida, para ver si no hace una diferencia significativa en los síntomas de su niño.

Dele a su niño tiempo extra y atención a través de los años más difíciles de su vida. Préstele atención a las necesidades espirituales de su niño. Trate de fortalecer el interés del niño en el arte, en vez de video juegos agresivos, películas de acción y horas a solas en Internet. Si su hijo tiene inclinaciones musicales, enlístelo en lecciones de música, enseñe a su niño a tocar un instrumento musical. Es una habilidad que le traerá alegría a su niño para toda la vida. Trate de dirigir el interés de su niño por la música en una manera positiva. Sepa lo que están escuchando, y enséñeles a elegir sabiamente la música. Manténgalos alejados de música intensa o negativa.

Enseñe a sus niños desde pequeños a amar los libros. La lectura fortalece la mente. Mantenga lejos del cuarto de los niños, la televisión, los video juegos y la computadora. *Un leedor es un líder.*

Evalúe la dieta de su niño, y asegúrese que está recibiendo tres buenas comidas al día, así como meriendas saludables. Las niñas pre-adolescentes y adolescentes, especialmente, necesitan comer un desayuno y almuerzo regular y saludable para una buena salud mental. Pase tiempo con su niño al aire libre, jugando en el parque, corriendo, caminando, haciendo senderismo.

Vea qué es lo que funciona para su niño. Siga su instinto, qué siente que podría estar causando los síntomas de TDAH, y trate el problema. Ninguna fórmula proporciona la respuesta para cada niño, así que tome un paso positivo a la vez, y tenga en cuenta donde ve una mejora.

La buena salud mental es trabajo duro, y toma diligencia, pero los beneficios son enormes. Esperamos que lo que se presenta en este libro le ayude a lo largo del camino. Continúe haciendo una investigación cuidadosa, ponga en práctica lo que aprendió, y su niño será probablemente ayudado a superar el TDAH.

"Apague la TV, así en la lectura, puede ser mejor!
Ánimo para los Niños de Paterson, NJ

TEAMS - Capacitación neurocognitiva, de investigación comprobada, no farmacológica que ayuda a los niños pre-escolares con TDAH.

En el 2012, un estudio clínico con niños pre-escolares con TDAH, conducido por investigadores de la Universidad de Queens, NY ha concluido que, *"involucrar sistemáticamente a niños con TDAH en actividades que desafían y ejercitan funciones neurocognitivas particulares puede fortalecer la actividad neuronal subyacente que apoya estas funciones y por lo tanto disminuir los síntomas de TDAH."* El enfoque se refiere como TEAMS, que significa, Capacitación de las Habilidades Ejecutivas, de Atención, y Motoras. Se usan actividades que los niños disfrutan con sus padres, que incluyen actividades de dificultad creciente diseñadas a promover el trabajo de memoria, el control motor fino y las habilidades de planeamiento y organización. Esto se combina con una extensa educación para los padres acerca de los síntomas del TDAH y los problemas asociados.

La idea detrás de este programa de investigación comprobada es *"desarrollar una mejor función cerebral en los niños"*, a una temprana edad. Acerca del estudio publicado el 5 de Marzo de 2012, El *Journal of Attention Disorders*, David Rabiner, PhD, declara, *"Encontré que este es uno de estudios más interesantes que he leído durante estos últimos 10 años."*

Fuentes:
1. Queens College targets ADHD in pre-schoolers. (2009, Sep 24). *Queens Chronicle.*

2. Rabiner, D. (Abril, 2012). *Attention Research Update.*

3. Training executive attention and motos skills: A proof-of-concept study in preschool children with ADHD. *Journal of Attention Disorders*, March 15, 2012. March 5, 2012 (online). DOI: 10.1177/1087054711435681.

Más lecturas e Investigación

1. The Art of Embracing ADHD
por Daniella Barroqueira, Illinois State University

2. Art Helps ADHD – *Inspirational experience of a grade and middle school teacher, Newark, NJ.*

3. Children's television impacts executive function (EF) and contributes to later attention problems. Synopsis of research from *University of Virginia.*

4. Time listening to popular music correlated with Major Depressive Disorder in adolescents, largely from *University of Pittsburgh* research

5. Music and iPod school policies

6. ISU study finds TV viewing, video game play contribute to kids' attention problems, *Iowa State University*

7. ISU study proves conclusively that violent video game play makes more aggressive kids*, Iowa State University*

8. Adjusting to Attention Deficit Disorder in adulthood, *David Rabiner, Duke University*

9. ADHD/ADD and Depression, *David Rabiner, Duke University*

10. Bipolar disorder over-diagnosed by 50%

11. FDA Alert - Liver injury risk and market withdrawal

12. Ritalin (methylphenidate) and Question of Increased Risk of Liver Cancer

The Art of Embracing ADHD (El Arte de Abrazar el TDAH)

por *Daniella R. Barroqueiro. Ph.D.* ▪ Profesora adjunta de Educación Artística, Universidad del Estado de Illinois

Cuando se habla acerca del TDAH, es común enfocarse en el "lado negativo" del trastorno, los desafíos, la frustración, cómo "arreglar" el problema o el conjunto de problemas. Note que me refiero al lado negativo, lo que implica que hay también un lado positivo en el TDAH. Inteligencia, creatividad, espontaneidad y la habilidad de hiper-enfocarse (sí, hiper-enfocarse) están entre las características comunes encontradas en la gente con TDAH.

Es entendible, que estos activos a menudo se encuadren en lo negativo porque el TDAH de la persona no está trabajando para ellos, sino en contra de ellos. Sin un diagnóstico, una conciencia o conocimiento del trastorno, y/o modificaciones del comportamiento, estos activos son oscurecidos por numerosas desventajas de la condición. Por ejemplo:

Inteligencia: "Ella es inteligente; sus puntajes son altos, pero no está trabajando a su potencial. No está desarrollando su potencial".

Creatividad: "Él tiene un energía creativa pero parece que nunca completa algo, por lo tanto tiene poco para mostrar".

Espontaneidad: "Él es tan espontáneo, hace lo que se le ocurre en el momento. Parece no saber cómo planear por adelantado o seguir una rutina."

Hiper-enfoque: "Ella está tan obsesionada con _____ que no consigue hacer nada de su trabajo. (Llene los espacios en blanco)."

Como una educadora de arte con TDAH, he sido ambas, una estudiante con TDAH y una maestra de estudiantes con TDAH. He escuchado decir algunas de estas cosas acerca de mí, y he dicho alguna de estas cosas acerca de mis estudiantes. En las escuelas públicas (y a nivel universitario), el cuarto de arte es a menudo el único lugar donde aquellos con TDAH se sienten como en casa. Por supuesto, hay muchos estudiantes quienes tienen poco interés en hacer arte, pero creo que hay algo que aprender del modelo de educación artística.

La subjetividad inherente de la disciplina permite más flexibilidad en la manera de enseñar las lecciones y en la manera que los estudiantes interpretan las tareas. Incluso en los proyectos dirigidos por el maestro hay a menudo lugar (o al menos debería haberlo) para la libre expresión de cada alumno. Muchas lecciones son necesariamente restrictivas en el sentido que se enfocan en enseñar una técnica en particular o lidiar con un objeto o tema específico, pero incluso en estos tipos de lecciones hay usualmente oportunidades para los estudiantes con TDAH de ocuparse de sus intereses particulares o de sus formas idiosincráticas de trabajar, lo que a la vez los ayuda a mantenerse enfocados en la tarea a mano. Estrictamente hablando, no hay manera correcta o incorrecta de pintar o esculpir algo.

El punto es que cuando aquellos con TDAH encuentran (o crean) un ambiente que apoya sus necesidades, entonces el TDAH no se vuelve un problema, sino, en algunos casos, una ventaja. El truco está en deducir cómo encontrar o crear ese ambiente. Es mi creencia que cuando la gente con TDAH se ha tomado el tiempo de aprender acerca del TDAH en general y de su propia "marca personalizada" de TDAH en particular, han dado el primer paso. Una vez que han comenzado el proceso de minimizar sus desventajas, aprovechar su energía creativa y encontrar una salida productiva para su inteligencia e hiper-enfoque, las posibilidades son infinitas. ¡El potencial para el éxito y el goce de la vida es enorme!

Recuerde que hay dos caras en una moneda. Es una cosa aceptar que tiene TDAH, pero es otra abrazarlo. Para aquellos con TDAH, les recomiendo dar vuelta la moneda y abrazar lo que encuentra del otro lado. Apuesto a que luce mucho como inteligencia, creatividad, espontaneidad y la habilidad de enfocarse en cosas que importan no solo a usted, sino al resto del mundo.

Reimpreso con el amable permiso de Daniella Barroqueiro, Ph.D.

Art Helps ADHD (El Arte Ayuda al TDAH)

Una Experiencia Inspiradora de un Maestro de Primaria y Escuela Media, de Newark, NJ.

Ryan M. es un maestro de arte en una de las escuelas primaria y media más difíciles de Newark, NJ. Ha estado enseñando allá por un número de años y tiene una buena relación con los estudiantes. Es difícil de agotar, y los estudiantes piden trabajar en su clase durante sus recesos. Él va en bicicleta al trabajo para ejercitar, y las muestras de su arte, junto con el trabajo de sus estudiantes, se alinean en las paredes de su salón de clases. Él crea paisajes asombrosos en colores vibrantes.

El Sr M. describe su personalidad como inquieta e hiperactiva. Fue diagnosticado con TDAH de adolescente joven y prescrito con Ritalin al principio, luego Adderall desde los años de la escuela media hasta la secundaria. Sin embargo, no le gustaba tomar la medicación debido a los fuertes efectos adversos. No le gustaba la forma que lo hacían sentir, y sentía que la medicación contribuía a una ira dentro de él con la que era difícil de lidiar.

Cuando se graduó de la secundaria, tomó arte en la universidad, algo que siempre disfrutaba hacer. Dejó de tomar los medicamentos estimulantes, se graduó de la universidad y se convirtió en maestro de arte. Él continúa trabajando en sus proyectos artísticos después de la escuela, pero no tiene problemas notables con la hiperactividad o desatención. Está bien adaptado y es una ventaja para la escuela, contribuyendo al éxito y desarrollo de los niños con los que trabaja.

Dice que hubieron solo dos cosas que lo ayudaron con sus síntomas de TDAH durante sus años escolares, jugar futbol y el arte. Ya no juega mucho futbol ahora, pero continúa trabajando con el arte. Su experiencia es tan similar a la de la Profesora Barroqueiro, que vale la pena mencionarla aquí y podría ser de ayuda para algunos padres, considerar direccionar a sus niños hacia el arte, si están luchando con problemas de atención o hiperactividad.

El Sr M. declara que el arte en la escuela lo ayudó a enfocarse, el futbol lo ayudó a encontrar una salida para la hiperactividad. La combinación resultó, y su hiperenfoque se volvió una ventaja como un maestro de arte entusiasta.

Resumen: La Televisión de Entretenimiento para los Niños [tal como Bob Esponja] Impacta en la Función Ejecutiva del Niño y Contribuye Más Tarde a Problemas de Atención

-----------------------------------Dibujar Ayuda a los Niños a Enfocarse.
Información de los investigadores de la Universidad de Virginia

En un estudio titulado **El Impacto Inmediato de los Diferentes Tipos de Televisión sobre la Función Ejecutiva de los Niños Pequeños** por las profesoras Angeline S. Lillard, PhD, y Jennifer Peterson, BA *del Departamento de Psicología de la Universidad de Virginia, Charlottesville, Virginia, los investigadores concluyeron que la televisión de los niños puede tener un marcado efecto en los problemas de atención. El trabajo, publicado el 12 de Septiembre de 2011 en Pediatrics, declara que "Resultados de estudios previos han sugerido una asociación longitudinal entre la televisión de entretenimiento y problemas de atención posteriores."*

Lo que este estudio agrega es, *"Usando un diseño experimental controlado, este estudio encontró que los niños en edad pre-escolar fueron significativamente perjudicados en la función ejecutiva inmediatamente después de mirar solo 9 minutos de un popular show televisivo de ritmo rápido (Bob Esponja), en relación, a después de mirar televisión educativa o dibujar".*

Este estudio concluye algo que la mayoría de nosotros podemos discernir intuitivamente, que Bob Esponja, y otros dibujos animados de ritmo rápido, ciertamente les da cuerda a los niños y puede afectar la atención y la habilidad para concentrarse en niños pequeños. En este estudio, sesenta niños pre-escolares de 4 años fueron asignados a mirar un dibujo animado de televisión de ritmo rápido, un dibujo animado educativo realista o a dibujar por nueve minutos.

Los niños que fueron asignados a mirar el dibujo animado educativo y los niños que fueron asignados a dibujar, se desempeñaron significativamente mejor en las tareas de funciones ejecutivas que aquellos que miraron el dibujo animado de ritmo rápido.

El estudio declara que "Los padres deberían darse cuenta que los shows de televisión de ritmo rápido podrían al menos temporariamente perjudicar las funciones ejecutivas de niños pequeños.

Las funciones asociadas con la Función Ejecutiva (EF) son parte de funciones de habilidad asociadas con la corteza prefrontal, que incluye, comportamiento dirigido a metas, atención, memoria activa, control inhibitorio, resolución de problemas, auto-regulación y retraso de la gratificación (como opuesto a la gratificación instantánea, comúnmente asociada con la televisión) Las EF se reconocen como una clave del "funcionamiento positivo social y cognitivo". Por lo tanto, EF tiene una relación con el éxito general de los niños en la escuela, en un amplio rango de frentes. Los efectos a largo plazo sobre los niños al mirar televisión han sido documentados en algunos estudios, este fue el primero en considerar los efectos a corto plazo. El estudio declara que "incluso los adultos reportan sentirse menos alerta inmediatamente después de mirar televisión". Y que "La televisión de entretenimiento es particularmente asociada con los problemas de atención a largo plazo."

Plaza Sésamo aumentó el ritmo de la televisión para los niños, comenzando alrededor de 1968/1969, sin embargo, la Plaza Sésamo de hoy tiene el doble de ritmo de la Plaza Sésamo cuando comenzó cerca de 30 años atrás, declara Lillard y Peterson.

Sumado al ritmo rápido de los dibujos animados, los autores plantearon la hipótesis que la "invasión de eventos fantásticos", representados en el dibujo animado mostrado a los niños en este estudio, pudo haber exacerbado aún más la Función Ejecutiva de los niños. Además, el estudio no hace conclusiones acerca de los efectos a largo plazo de mirar televisión de ritmo rápido, y debido a que los segmentos de dibujos animados fueron solo de nueve minutos, comparado a largos periodos de tiempo involucrados típicamente con los dibujos animados de televisión para niños, los efectos reales sobre la EF, incluyendo la atención, podrían ser de hecho "más perjudiciales" que lo que indica el estudio.

Los autores declaran que "los niños miran una gran cantidad de televisión", lo que "ha sido asociado con problemas de atención a largo plazo", y en el caso de este estudio, "a corto plazo".

****

Más información sobre la Función Ejecutiva: Kaplan S, Berman M. Directed attention as a common resource for executive functioning and self-regulation. *Perspectives Psychology Science*, 2010;5(1):43.

The Immediate Impact of Different Types of Television on Young Children's Executive Function. Angeline, S., Lilliard y Jennifer Peterson. Pediatrics; originalmente publicado online 12 de Septiembre, 2011;
DOI:10.1542/peds.2010-1919
http://pediatrics.aappublications.org/content/early/2011/09/08/peds.2010- 1919.full.pdf

El Tiempo que se Escucha Música Popular se Correlaciona con la Depresión

Mayor - *Trastorno de Depresión Mayor (MDD)* - **en Adolescentes –**
Leer Libros Ayuda con la Depresión Mayor en Adolescentes

Investigadores en la Universidad de Pittsburgh concluyeron que hay una correlación entre la Depresión Mayor y la cantidad de tiempo que un adolescente pasa con la música popular. Por el contrario, la Depresión Mayor es negativa o inversamente correlacionada con la lectura de medios impresos tales como libros.

El estudio, publicado en los Archivos de Medicina Pediátrica y Adolescente, en Abril de 2011, examinó datos recolectados a través de entrevistas telefónicas. Durante un periodo de ocho semanas involucrando a ciento seis adolescentes. El estudio fue parte de un estudio neuroconductual más amplio sobre la depresión que se llevó a cabo entre el 2003 y 2008.

Por cada aumento de cuartil en el uso de audio/música, hubo un 80% de aumento en las probabilidades de tener Depresión Mayor (MDD) Por el tiempo pasado leyendo, hubo un 50% de disminución en las probabilidades de tener MDD.

El estudio no necesariamente concluye una relación directa de causa y efecto, sin embargo esa podría ser una conclusión válida. Más bien, podría haber otros factores correlativos a tener en cuenta en la evaluación de esta evidencia. Tal vez aquellos que están más inclinados hacia la música, están también más inclinados hacia la depresión mayor. Tal vez aquellos con depresión mayor buscan consuelo y soledad en la música.

En cualquier caso, parece haber una fuerte evidencia que para los adolescentes, hay una correlación entre el tiempo que pasan escuchando música popular y la depresión. Esto puede proporcionar un estímulo para los padres, educadores y profesionales de la salud mental para ayudar a niños y adolescentes a pasar menos tiempo escuchando música y más tiempo leyendo.

Musica y iPod* (u otros dispositivos para escuchar música) *y Política Escolar*

Muchas escuelas tienen dificultad en mantener bajo control el uso de dispositivos electrónicos en la escuela y la clase. Una vice-directora en una escuela gramática y media de ciudad declaró que la administración estaba librando una "guerra de dispositivos electrónicos" en la escuela, similar a la "guerra contra las drogas" de la década previa. Ella dijo que "sabemos que no ganaremos completamente esta guerra, pero seguiremos intentando".

En la Escuela Internacional de Gramática en Sydney, Australia, la administración prohibió rotundamente los iPods, "el gadget de elección" en la escuela. (Un iPod puede almacenar hasta 10.000 canciones, aunque la mayoría de los estudiantes podrían tener solo cien o doscientas en un momento dado). No todos los estudiantes estuvieron de acuerdo, que escuchar música durante el trabajo de escuela los ayudaba a concentrarse. Sin embargo, la administración escolar no estuvo de acuerdo en referencia a los iPods y dispositivos similares como contribuyentes al "aislamiento social". El director ejecutivo de la Asociación de Escuelas Independientes, Geoff Newcombe, declaró que los iPods en la escuela "distraen a los estudiantes, impiden su seguridad y evita que se comuniquen con sus compañeros de clase".

Muchos maestros, sin embargo, restan importancia al problema y le permiten a los estudiantes escuchar los iPods en clase, especialmente si los estudiantes están callados y hacen su trabajo.

Uno de los problemas, sin embargo, con el uso de electrónicos en la escuela es, como declaró un maestro de Arte Gráfico en la Escuela Secundaria de Newark, "dales una mano y te tomarán el brazo". Puede ser muy difícil mantener los dispositivos electrónicos bajo control una vez que ellos están en la escuela, y cuando podría haber directivas impuestas incoherentes o de poco rigor. Ambos, maestros y administrativos están agotados con el problema, y mientras el año escolar progresa, el uso de electrónicos puede salirse de las manos. Puede contribuir a situaciones innecesarias con el maestro en clase, utilizando el tiempo del maestro y la energía en lidiar con la situación, y puede posiblemente contribuir a una menor calidad en el nivel académics de las escuelas individuales.

En la Escuela Preparatoria Secundaria Barringer en Newark, New Jersey, los iPods y otros dispositivos electrónicos están prohibidos en la escuela. Ni un iPod (o cualquier equivalente) puede ser visto en los pasillos, y los estudiantes que intentan llevarlos, son detenidos en el detector de metales de la entrada, y se les pide entregar sus dispositivos electrónicos en la puerta antes de entrar a la escuela. Pueden recuperar sus dispositivos al final del día, un antídoto más humano al problema que perpleja a algunos sistemas escolares.

---

* iPod es una marca registrada de Apple, y es usado aquí en un sentido genérico para iPods y dispositivos de música similares. Muchos estudiantes simplemente utilizan auriculares con sus celulares para escuchar música.

Los estudiantes parecen no tener problema con la política de sin ipod/celular, de hecho, la Preparatoria Barringer es un buen ejemplo de escuela, en un área de Newark difícil para enseñar, donde hay buen orden en los pasillos, donde los guardias de seguridad tienen buen control y una buena relación con los estudiantes, y donde hay escasez de problemas de seguridad relacionados con los pasillos.

Referencia: No more songs in their pockets: School bans iPods. Por Linda Doherty y Jordan Baker. The Sydney Morning Herald.

****

Los estudios ISU (Universidad del Estado de Iowa) descubren que mirar TV, jugar video juegos contribuye a los problemas de atención de los niños.
Reimpreso con permiso del sitio web de relaciones públicas de la Universidad del Estado de Iowa.

AMES, Iowa -Los padres buscan tener la atención de sus niños - o mantenerlos enfocados en el hogar y en la clase - deberían tratar de limitar el mirar televisión y el jugar video juegos. Esto se debe a que un nuevo estudio dirigido por tres psicólogos de la Universidad del Estado de Iowa halló que tanto ver televisión y jugar video juegos están asociados con un incremento en los problemas de atención de los jóvenes.

La investigación, que incluyó participantes tanto de escuelas primarias como universitarios, halló que los niños que excedían las dos horas diarias de tiempo de pantalla recomendado por la Academia Americana de Pediatría tenían de 1,5 a 2 veces más probabilidad de estar por encima de la media en los problemas de atención.

"No hay un tiempo exacto de horas cuando el tiempo de pantalla contribuye a los problemas de atención, pero la recomendación de la AAP de no más de dos horas por día proporciona un buen punto de referencia", dijo Edward Swing, un candidato al doctorado en psicología del Estado de Iowa e investigador líder en el estudio. "La mayoría de los niños están muy por encima de eso. En nuestro ejemplo, el tiempo medio total de los niños con la televisión y los video juegos es 4,26 horas por día, lo que es de hecho bajo comparado con la media nacional."

Estuvieron colaborando con Swing en la investigación Douglas Gentile de ISU, un profesor adjunto de psicología y Craig Anderson, un Distinguido Profesor de psicología, y David Walsh, un psicólogo de Minneapolis. Su estudio será publicado en la edición impresa de Agosto de Pediatría - el diario de la Academia Americana de Pediatría.

Estudios sobre jóvenes en edad primaria y universitaria.
El estudio evaluó 1.323 niños en tercer, cuarto y quinto grado durante 13 meses, utilizando reportes de los padres y los niños acerca sus hábitos de video juegos y televisión, así como también reportes de los maestros sobre problemas de

atención. Otro grupo de 210 estudiantes universitarios proveyeron auto-reportes de hábitos televisivos, exposición a los video juegos y problemas de atención.

Investigaciones previas han asociado el mirar televisión con problemas de atención en los niños. El nuevo estudio también halló efectos similares con la cantidad de tiempo que pasan con los video juegos.

"Aún no está claro por qué los medios de pantalla podrían incrementar los problemas de atención, pero muchos investigadores especulan que podría ser debido al ritmo rápido, o a los aspectos de acaparamiento de la atención natural que usan la televisión y los video juegos", dice Swing. Gentile reporta que el ritmo de la programación televisiva ha sido acelerado por "el efecto MTV".

"Cuando llegó MTV, comenzó a mostrar videos musicales que tenían ediciones muy rápidas - y cortes cada uno o dos segundos," dijo Gentile. "Como consecuencia, el ritmo de otros programas televisivos y películas también se aceleró, con ediciones mucho más rápidas." Dice que ritmos más rápidos pueden tener algún efecto de cambio cerebral cuando se trata del periodo de atención. "La ciencia cerebral demuestra que el cerebro se vuelve lo que el cerebro hace." dijo Gentile. "Si entrenamos al cerebro a requerir una constante estimulación y un constante parpadeo de luces, cambios de sonido y ángulos de cámara, o feedback inmediato, tales como los que proveen los video juegos, entonces cuando el niño aterriza en la clase donde el maestro no tiene un presupuesto de un millón de dólares por capítulo, podría ser difícil conseguir que los niños mantengan su atención." El estudio mostró que el efecto fue similar en magnitud entre los video juegos y el mirar TV.

La TV, video juegos pueden contribuir al TDAH.
Basados en los hallazgos de un estudio, Swing y Gentile concluyeron que mirar TV y video juegos podría ser un factor contribuyente para el trastorno de déficit de atención con hiperactividad (TDAH) en los niños.

"El TDAH es una condición médica, pero es una condición cerebral", dijo Gentile. "Sabemos que el cerebro se adapta y cambia basado en los estímulos ambientales a los que es expuesto repetidamente. Por lo tanto, es razonable creer que el estímulo ambiental puede incrementar el riesgo para una condición médica como el TDAH en la misma manera que el estímulo ambiental, como cigarrillos, puede incrementar el riesgo de cáncer."

"Aunque no estudiamos específicamente la condición médica del TDAH en estos estudios, sí nos enfocamos en los tipos de problemas de atención que son experimentados por los estudiantes con TDAH," agregó Swing. "Estuvimos sorprendidos, por ejemplo, que los problemas de atención en la clase se incrementaron en solo un año para aquellos niños con el tiempo de pantalla más alto."

Un estudio de ISU demuestra en forma concluyente que los video juegos violentos hacen más agresivos a los niños

Reimpreso con permiso del sitio web de relaciones públicas de la Universidad del Estado de Iowa.

AMES, Iowa - El Distinguido Profesor de Psicología de la Universidad del Estado de Iowa ha pasado la mayor parte de su vida estudiando cómo los video juegos violentos afectan el comportamiento juvenil. Y dice que un nuevo estudio que dirigió, analizando 130 reportes de investigación en más de 130.000 sujetos a nivel mundial, prueba de manera concluyente que la exposición a video juegos violentos hace niños más violentos, menos cariñosos - sin importar su edad, sexo o cultura.

El estudio se publicó hoy en el Boletin Psicológico de Marzo 2010, un diario de la Asociación Americana Psicológica. En él se reporta que la exposición a video juegos violentos es un factor de riesgo causal del incremento de pensamientos y comportamiento agresivo, y una disminución en la empatía y comportamiento prosocial de los jóvenes.

"Ahora podemos decir con suma confianza que sin importar el método de investigación - ya sea experimental, correlacional, o longitudinal - y sin importar las culturas examinadas en este estudio (Este y Oeste), se obtienen los mismos efectos", dijo Anderson, quien es también director del Centro del Estado de Iowa para el Estudio de la Violencia. "Y los efectos son que la exposición a los video juegos violentos incrementa la posibilidad de un comportamiento agresivo en ambos contextos, a corto o largo plazo. Tal exposición también incrementa pensamientos agresivos y sentimientos agresivos, y disminuye el comportamiento prosocial."

El estudio fue conducido por un equipo de ocho investigadores, incluyendo los estudiantes graduados de psicología de la ISU, Edward Swing y Muniba Saleem; y Brad Bushman, un ex profesor de psicología del Estado de Iowa quien ahora está como docente en la Universidad de Michigan. También en el equipo estuvieron los mejores investigadores de video juegos de Japón - Akiko Shibuya de la Universidad de Keio y Nobuko Ihori de la Universidad de Ochanomizu - y Hannah Rothstein, una destacada académica en revisión meta-analítica de la Universidad de la Ciudad de Nueva York.

Las siguientes (páginas 88 a 92) son una reimpresión de Actualización de la Investigación de la Atención con permiso de David Rabiner, Ph.D., Director de Estudios de Pregrado. Depto de Psicología & Neurociencia. Investigador Científico Senior. Centro para la Política Infantil y Familiar Universidad de Duke.

Adaptarse al Trastorno de Déficit de Atención en la edad adulta

En el lado positivo, aproximadamente un tercio de los niños con TADH/TDA parecen estar relativamente bien adaptados y libres de síntomas de adultos jóvenes. A pesar de que los indicadores confiables de tan buen desenlace como adultos no han sido plenamente identificados hay varios factores que son importantes para citar.

En primer lugar, como es lógico, altos niveles de funcionamiento intelectual y un mejor desenvolvimiento escolar están asociados con mejores resultados. En segundo lugar, la ausencia de comportamiento grave y problemas de conducta durante la infancia, en particular antes de los 10 años, está asociada con un mejor resultado como adulto. Y finalmente, niños con TDAH/TDA que logran llevarse bien con sus compañeros tienden a estar mejor adaptados como adultos.

Estos factores tienen claras implicancias para los padres. Es muy importante destacar que los síntomas primarios de TDAH/TDA - desatención, hiperactividad, e impulsividad - no parecen ser los más directamente responsables de los resultados negativos como adultos que alcanzan muchos niños con TDAH/TDA. Sin embargo, son los problemas de conducta, sociales y académicos que los niños con TDAH/TDA están en mayor riesgo de que puedan estar más claramente vinculados con los resultados negativos como adultos.

Lo que esto significa es que si los padres pueden tener éxito en prevenir el desarrollo de estos problemas secundarios – i.e. dificultades académicas, problemas sociales, graves problemas de conducta - es probable que su niño tenga una adaptación mucho más exitosa en la adolescencia y como adulto joven. El monitoreo cuidadoso del desarrollo global del niño, y no solo enfocarse en los síntomas de TDAH/TDA, es por lo tanto críticamente importante. Cuando aparecen las dificultades académicas, conductuales, y sociales, trabajar duro para tratar estos problemas es de primordial importancia.

Tratamiento medicamentoso para el TDAH

¿Qué otras intervenciones se han intentado ya?
Algunos niños con TDAH pueden tener sus síntomas eficazmente controlados a través de otros medios incluyendo intervenciones conductuales apropiadas y educativas. Si usted está preocupado acerca de usar medicación con su niño, asegúrese de que primero se hayan intentado las intervenciones no-medicinales. Este es un tema importante para discutir con el médico de su niño.

¿Cuánta dificultad realmente están creando los síntomas de mi niño?

El grado de discapacidad en las funciones académicas, sociales y conductuales causado por el TDAH puede variar sustancialmente. Si la discapacidad experimentada por su niño está del lado modesto, la medicación puede ser menos esencial que cuando la discapacidad es grande.

¿Cuál es la actitud de mi niño hacia la toma de la medicación?

Es muy importante discutir la lógica de usar medicación con los niños. El niño debe saber por qué está siendo sugerido y cómo puede ser de ayuda. Esto es especialmente cierto para niños mayores y adolescentes, quienes pueden estar preocupados por las burlas de sus compañeros si se enterasen que están tomando medicación. Si los niños tienen fuertes objeciones a tomar la medicación, estas deberían discutirse y entenderse. Si estas objeciones persisten, el uso de la medicación puede no ser productivo.

¿Se proporcionará información objetiva acerca de los efectos de la medicación?

En mi opinión, esto es crítico. A pesar de los beneficios bien documentados de la medicación estimulante, tanto como el 20-30% de los niños no experimentan beneficios significativos. Además, muchos padres se sorprenden al saber que cuando los niños con TDAH reciben solo placebo (i.e. medicación que parece ser real pero no lo es), los maestros con frecuencia reportan significativas mejoras en el comportamiento de los niños. Esto significa que algunos niños pueden recibir medicación estimulante por un periodo sostenido de tiempo incluso si no obtienen beneficio objetivo de ella.

¿Qué causa este efecto placebo? Nadie sabe con seguridad, pero cuando los maestros saben que un niño comenzó la medicación, es difícil para ellos proporcionar una explicación objetiva e imparcial del comportamiento del niño. Algunos niños podrían también desenvolverse mejor cuando creen que están recibiendo medicación que los puede ayudar. Esto puede hacer difícil para los padres y los médicos obtener información objetiva para tomar decisiones acerca del uso de la medicación a largo plazo.

A pesar del efecto placebo mencionado más arriba, hay muchos niños para quienes la respuesta es tan espectacular que parece ser imposible atribuir la mejora a una simple respuesta del placebo. Los estudios han hallado, sin embargo, que a veces la mejora reportada cuando un niño está recibiendo placebo puede ser también bastante espectacular. Además, determinar la dosis óptima para un niño en ausencia de un feedback objetivo es también difícil. *Fin de la cita/artículo.*

El Dr. Rabiner describe entonces un método por el cual los padres, junto con los maestros, pueden examinar si la medicación está realmente afectando una respuesta positiva o si hay otros factores que son principalmente responsables.

Ver: Medication Treatment for ADHD, David Rabiner, Ph.D.
Attention Research Update newsletter.
http://www.helpforadd.com/medical-treatment

****

TDAH/TDA y Depresión

Muchos estudios bien conducidos han mostrado que niños con Trastorno de Déficit de Atención con Hiperactividad/Trastorno de Déficit de Atención, son más propensos que otros en volverse deprimidos en algún punto durante el tratamiento. De hecho, su riesgo de desarrollar depresión es tanto como 3 veces mayor que para otros niños.

¿Cómo luce la depresión en un niño?

¿Cómo luciría, entonces, un niño "típicamente" deprimido? Aunque, por supuesto, habría amplias variaciones de niño a niño, tal niño podría parecer extremadamente irritable y/o muy triste, y esto representaría un cambio distintivo en su estado típico. Podrían dejar de participar o entusiasmarse con cosas que solían disfrutar y mostrar un cambio distintivo en los patrones alimenticios. Los notaría menos enérgicos, podrían quejarse de no poder dormir bien, y podrían comenzar a referirse a sí mismos en formas críticas y despreciables. También es bastante común para los niños de escuela primaria sufrir, ya que su concentración está menoscabada, así como su energía dedicada a cualquier tarea. Como se citó anteriormente, este patrón de comportamiento persistiría al menos por varias semanas, y aparecería un verdadero cambio a cómo el niño es usualmente. (Es importante también aclarar, sin embargo, que algunos niños pueden experimentar una forma crónica, un tipo de trastorno de estado de ánimo, de alguna manera menos intenso, que es llamado trastorno distímico. En este trastorno, hay un patrón dominante y continuo de ánimo depresivo en vez de un cambio más distintivo en la forma de ser típica del niño).

Depresión y Niños con Trastorno de Déficit de Atención con Hiperactividad/Trastorno de Déficit de Atención

Como se mencionó anteriormente, los niños con TDAH/TDA parecen tener un mayor riesgo de desarrollar depresión. Además, es importante reconocer que en algunos niños, los síntomas de depresión pueden ser incorrectamente diagnosticados como TDAH/TDA Esto es debido a que la concentración disminuida, la falla en completar tareas, e incluso el comportamiento agitado que pueden asemejarse a los síntomas hiperactivos, pueden ser a menudo hallados en los niños que están deprimidos. Es muy importante estar seguro de que se ha descartado la depresión como una explicación de los síntomas de TDAH/TDA que puede estar mostrando un niño. Habiendo dicho esto, por favor recuerde que para

90

muchos niños, el Trastorno de Déficit de Atención con Hiperactividad/Trastorno de Déficit de Atención y la depresión pueden ser concurrentes – i.e. estar presentes al mismo tiempo. Por lo tanto, no es siempre cuestión de descartar la depresión para diagnosticar TDAH/TDA, o descartar el TDAH/TDA y diagnosticar depresión. Esto es debido a que en algunas situaciones ambos diagnósticos podrían ser apropiados y es una de las razones por las que debe llevarse a cabo una evaluación cuidadosa por un profesional entrenado de salud mental infantil.

Una investigación reciente sugirió que en niños con TDAH/TDA que están deprimidos, la depresión no es simplemente el resultado de la desmoralización que puede resultar de la lucha día a día que causa de tener TDAH/TDA. En cambio, a pesar de que tales luchas pueden ser un factor importante de riesgo que hace más probable el desarrollo de la depresión en niños con Trastorno de Déficit de Atención con Hiperactividad/Trastorno de Déficit de Atención, la depresión en niños con TDAH/TDA es a menudo un trastorno distinto y no solamente "desmoralización".

Los resultados de un estudio reciente indicaron que el vaticinador más persistente para la depresión mayor en niños con TDAH/TDA eran las dificultades interpersonales (i.e. ser incapaces de llevarse bien con sus compañeros) A diferencia, la dificultad escolar y la gravedad de los síntomas del Trastorno de Déficit de Atención con Hiperactividad/Trastorno de Déficit de Atención, no estuvieron asociadas con una depresión mayor persistente. Además, la marcada disminución de los síntomas de TDAH/TDA no necesariamente predice una remisión correspondiente de los síntomas depresivos. En otras palabras, el curso de los síntomas de TDAH/TDA y el curso de los síntomas depresivos en esta muestra de niños parecieron ser relativamente distintos.

Implicaciones
La depresión en los niños puede ser efectivamente tratada con intervención psicológica. De hecho, la evidencia para apoyar la eficacia de las intervenciones psicológicas para la depresión en niños y adolescentes es actualmente más convincente que la evidencia para apoyar el uso de medicación.

El punto importante que puede tomarse de este estudio, yo creo, es que los padres necesitan ser sensibles para reconocer los síntomas de depresión en sus niños, y no simplemente asumir que es solo otra faceta del TDAH/TDA de sus niños. Además, si un niño con TDAH/TDA desarrolla depresión también, se necesitan implementar tratamientos que ataquen los síntomas de la depresión específicamente. Como muestra este estudio, uno no debería asumir que solo tratando las dificultades causadas por los síntomas del Trastorno de Déficit de Atención con Hiperactividad/Trastorno de Déficit de Atención también aliviarán la depresión de un niño.

Si tiene preocupación sobre la depresión en su niño, es muy recomendable una exhaustiva evaluación por un experimentado profesional de salud mental infantil. Este puede ser un diagnóstico difícil de hacer correctamente en niños, y usted realmente quiere lidiar con alguien que tenga una amplia experiencia en esta área.

Artículos reimpresos con permiso de David Rabiner
Artículo de *ADHD/ADD and Depression*
www.helpforadd.com/depression-with-add

David Rabiner, Ph.D.
Director de Estudios de Grado
Depto. De Psicología & Neurociencia
Investigador Científico Senior
Centro de Política para Niños y Familia
Universidad de Duke

****

Trastorno Bipolar Sobre-diagnosticado en un 50%

Utilizando un auto-cuestionario, la Entrevista Clínica Estructurada por DSM-IV (SCID) y una revisión de la historia familiar, el equipo de investigación encontró que "menos de la mitad de los pacientes diagnosticados con trastorno bipolar, realmente reunían los criterios para esta condición, basado en el cuestionario de diagnóstico del SCID. (M. Zimmerman, M.D., at Brown Medical School).

En Julio de 2009 un estudio de 82 pacientes previamente (erróneamente) diagnosticados con trastorno bipolar reveló que la vasta mayoría - 68 de 82 (82.9%)- tenían depresión mayor. La mayoría de los otros tenía trastornos alimentarios, trastornos de ansiedad, trastorno límite de la personalidad, trastorno de control de impulsos, y otros trastornos, en vez de trastorno bipolar, de acuerdo con el test de DSM-IV (SCID). El trastorno bipolar "es típicamente tratado con medicamentos estabilizadores del ánimo que pueden tener efectos adversos - incluyendo efectos sobre los riñones, hígado, sistemas metabólico e inmune, y significa que algunos pacientes no están recibiendo probablemente el cuidado apropiado para los problemas que tienen".

"Los resultados de este estudio sugieren que el trastorno bipolar está siendo sobre-diagnosticado" dice Zimmerman. Tales ejemplos son causa de significativa preocupación dado la gravedad de los efectos adversos de los medicamentos estabilizadores del ánimo - el tratamiento estándar para el trastorno bipolar, el cual incluye posible impacto en la función renal, endócrina, hepática, inmunológica, y metabólica. Los pacientes y los médicos son ambos susceptibles al mal diagnóstico. Algunos pacientes "están buscando la pastilla mágica que les cure todas las enfermedades", le dijo Zimmerman al Providence Journal, como una forma de eludir el difícil trabajo de la psicoterapia.

Sources:biomed.brown.edu/facultyupdate/news.php
www.winmentalhealth.com/bipolar.disorder.overdiagnosed.php

****

Posible Potencial de Daño Hepático

Algunos pacientes han expresado preocupación sobre el potencial daño hepático por el uso de medicación estimulante. Mientras que no hay pruebas que todos los medicamentos estimulantes causen daño hepático, los efectos a largo plazo de los medicamentos psiquiátricos en general, incluyendo la medicación estimulante, no han sido estudiados en gran medida. Por lo tanto la pregunta aún permanece, ¿Cuáles son los efectos físicos a largo plazo del uso de medicamentos psiquiátricos en niños y adolescentes? La siguientes es una alerta de la FDA con respecto al medicamento estimulante pemolina.

****

ALERTA de la FDA: Riesgo de Daño Hepático y Retiro del Mercado (Octubre, 2005)

La Administración Federal de Drogas ha concluido que la toxicidad hepática general del Cylert y de los productos genéricos de pemolina sobrepasa los beneficios de esta droga. En Mayo de 2005, Abbott detuvo las ventas y comercialización del Cylert en los Estados Unidos. Todas las compañías genéricas también estuvieron de acuerdo en detener las ventas y comercialización de estos productos en los Estados Unidos (comprimidos de pemolina y comprimidos masticables). Cylert es un estimulante del sistema nervioso central indicado para el tratamiento del Trastorno de Déficit de Atención con Hiperactividad (TDAH). Este producto es considerado una terapia de segunda línea para el TDAH, debido a su asociación con la insuficiencia hepática mortal (ver la Advertencia en la etiqueta del producto y el prospecto para el paciente).

****

Ritalin (metilfenidato) y Preguntas sobre el Incremento de Riesgo de Cáncer Hepático

Un problema serio que ha sido sujeto de estudio es, ¿la medicación estimulante usada entre niños y adolescentes contribuye a una tasa más alta de cáncer? Al momento, esta es una pregunta no resuelta. Ha habido un estudio que involucró a 12 niños con TDAH, conducido por la *Universidad de Texas M.D. Centro Anderson de Cáncer en Houston y la Universidad de Texas Rama Médica en Galveston,* 2005, concluyó que el daño cromosómico, que se piensa es un precursor del desarrollo de cáncer, ocurrió a una tasa 3 veces mayor sobre la normal en un niño de ocho años que tomó Ritalin (metilfenidato) por un periodo de tres meses. [1]

La investigadora líder Randa A. El-Zein, MD, PhD, declara, *"fue bastante sorprendente para mí que todos los niños que tomaban Ritalin mostraron un incremento en las anormalidades cromosómicas en un periodo de tiempo relativamente corto".* El toxicólogo e investigador senior del estudio. Marvin Legator, PhD, declara, *"Nadie está diciendo que debido a que un niño tome Ritalin, él o ella desarrollará cáncer. No hay nada cierto acerca de esto aún, pero es potencialmente un factor de alto riesgo."*

Un estudio de 1993 indicó que a los ratones que le dieron Ritalin a un nivel proporcional al que sería dado a un niño, desarrollaron tumores hepáticos, incluyendo cáncer malignos, *La Coalición para la Prevención del Cáncer*, una

fundación 501 (c)^3 sin fines de lucro, declara,

«El Programa Nacional de Toxicología aceptó la responsabilidad de conducir ensayos sobre carcinogenicidad y en Junio de 1993 liberó los resultados que mostraron que alimentar a los ratones con Ritalin indujo tumores hepáticos incluyendo canceres muy raros y altamente malignos. Estos resultados fueron hallados a niveles cercanos a aquellos que se prescriben rutinariamente a los niños. *La Coalición para la Prevención del Cáncer* fue fundada por Samuel S. Epstein, M.D., Profesor emérito de Medicina Ambiental & Ocupacional, Universidad de Illinois, Chicago. [2]

El estudio de referencia citado concluyó en la sección de Hallazgos Patológicos, "Las principales lesiones asociadas con la administración de clorhidrato de metilfenidato ocurrieron en el hígado." [3]

Los tipos de anomalías consistieron en **focos Eosinofílicos**, [3] que consisten en células que tienden a ser más grandes que los hepatocitos normales adyacentes con eosinofilia debido al incremento de mitocondrias citoplasmáticas y/o al retículo endoplasmático liso [4] (las mitocondrias citoplasmáticas y los retículos son organelas dentro de la células). "Aumento de incidencia de **hepatoblastoma**," [3] que es el cáncer más común en los niños. [4] También se citó, "Aumento de incidencia de **adenomas hepatocelulares**," [3]. Los adenomas Hepatocelulares (HAs) también son conocidos como adenomas hepáticos o adenomas de células hepáticas. Son tumores benignos raros...& [4]

A pesar de la investigación previa, sería necesaria más investigación para llegar a una conclusión definitiva acerca de una posible fuerte conexión entre el metilfenidato u otros medicamentos estimulantes, y el cáncer. Es una posibilidad, pero no hay aún suficiente evidencia científica directa para tal conclusión.

Referencias para el Ritalin (metilfenidato) y cáncer de hígado

1. Does Ritalin Increase Cancer Risk in Children? Small Study Suggests Possible Chromosome Damage, but Some Experts Skeptical, March 1, 2005. Salynn Boyles. WebMD Health News.

2. Ritalin: Stimulant for Cancer. Epstein, M.D., Samuel S. Cancer Prevent Coalition. Chicago, Illinois. Retrieved March 7, 2012.
http://www.preventcancer.com/patients/children/ritalin.htm

3. Toxicology and Carcinogenesis Studies of Methylphenidate Hydrochloride (CAS No. 298-59-9) in F344/N Rats and B6C3F1 Mice (Feed Studies), July 1995. *National Toxicology Program. Department of Health and Human Services.*
http://ntp.niehs.nih.gov/?objectid=070A08B2-F676-E37A-F6C5551ECF1D86A1

4. Medical Definitions: Jennifer R Willert, M.D., et al. *Medscape Reference.*
Retrieved March 7, 2012. http://emedicine.medscape.com/article/986802-overview
http://emedicine.medscape.com/article/170205-overview

Cuadros y Gráficos

1. Regresión social y tiempo de TV para niños jóvenes
2. Porcentaje de niños que miran películas violentas de clasificación Restringida
3. Posibles influencias que contribuyen al TDAH
4. Gasto y aumento del uso de medicación psicotrópica 1993 a 2003
5. Dinámica de la salud mental

****

Gráfico 1

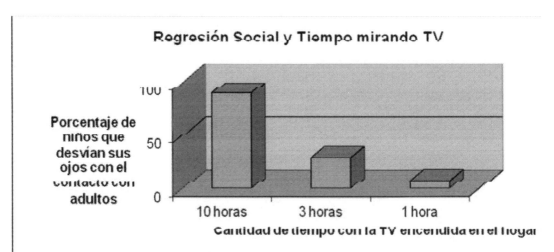

Basado en un estudio de la Asociación Pediátrica Japonesa

La Asociación Pediátrica Japonesa insta a los padres y médicos a mantener a los niños, especialmente a aquellos menores de dos años, alejados de la televisión lo más posible, luego de que los hallazgos de las investigaciones mostraron que mirar demasiada televisión perjudica la habilidad de los niños para desarrollar relaciones personales.

Fuentes:

Daily Yomiuri online
http://www.yomiuri.co.jp/main//main-e.htm

Medical News Today
http://www.medicalnewstoday.com/articles/5799.php

Gráfico 2

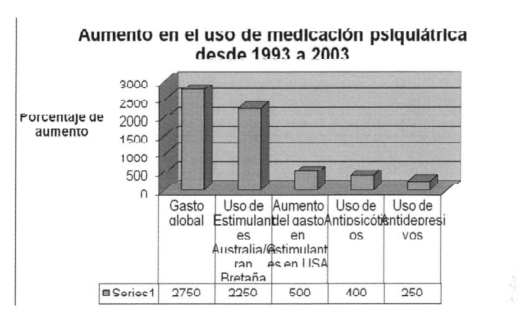

	Gasto global	Uso de Estimulantes Australia/Gran Bretaña	Aumento del gasto en Estimulantes en USA	Uso de Antipsicóticos	Uso de Antidepresivos
Series1	2750	2250	500	400	250

Aumento en el uso de estimulantes en Australia/Gran Bretaña. Las estadísticas de este cuadro son básicamente del libro Rethinking ADHD, de Ruth Neven Schmidt, et al., (así como de otras fuentes)

Un hecho que no se debe ignorar es que se hace un montón de dinero con la fabricación y comercialización de medicamentos farmacéuticos. Las compañías farmacéuticas son vigorosas y meticulosas al comercializar tanto sus productos, como su manera en particular de tratar los problemas de salud mental con los médicos.

El resultado de esto es que ha afectado el punto de vista de un amplio porcentaje de la comunidad médica, incluyendo a las compañías de seguro de salud, que encuentran al modelo médico como una manera más efectiva en relación al costo, de lidiar con los trastornos de salud mental que la terapia u otros métodos.

Esa combinación de altas ganancias de la industria farmacéutica, la conveniencia de tomar medicación, en vez del difícil proceso de hacer cambios en el estilo de vida, construir habilidades de afrontamiento, y obtener terapia cuando es necesario, como así también minimizar los costos para las compañías de seguro, ha contribuido al auge en el gasto farmacéutico para los medicamentos psiquiátricos en todos los frentes, así tanto como tiene cualquier aumento real en la tasa de porcentaje de trastornos de salud mental.

Gráfico 3

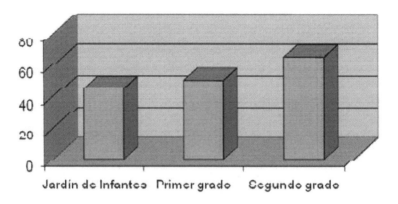

Porcentaje de niños que miran películas violentas y de violencia extrema de clasificación restringida

Jardín de Infantes   Primer grado   Segundo grado

Encuesta independiente (AYCNP), 2006, 2007, Newark, NJ de 70 niños de primera infancia. Ver *Your Child's Health*, de Barton Schmidt, M.D., F.A.A.P., acerca de directivas médicas generales y consejos para padres, así también como información acerca de posibles repercusiones mentales y emocionales para los niños que miran películas violentas de clasificación restringida.

****

Mientras que la tasa real de niños que miran películas de clasificación restringida violentas y de extrema violencia en la televisión por cable, predominantemente, pero también en formato de video, puede variar de lugar a lugar, la mayoría de los psicólogos profesionales estarían de acuerdo en que la tasa a la cual los niños pequeños están expuestos a la violencia en la forma de violencia televisiva y películas, para los niños de primera infancia, es una tendencia alarmante, tanto para los niños individualmente y para la sociedad como un todo. En un segundo grado, pocos padres proveyeron algunas directivas o restricciones a sus niños, permitiéndoles a la mayoría mirar con regularidad películas de clasificación restringida de extrema violencia, con o sin supervisión.

Los padres y educadores deberían estar al tanto de que esto puede afectar las emociones del niño, su habilidad para demostrar compasión, así como también la salud mental del niño. Además, el mirar películas violentas de clasificación restringida puede afectar el desenvolvimiento académico del niño, y los niños en el Bronx que no miraron películas violentas de clasificación restringida, obtuvieron mejores calificaciones que los niños que sí lo hicieron. Además, para algunos niños, las películas violentas de clasificación restringida pueden contribuir a algunos síntomas de TDAH en algunos niños, y depresión (especialmente en niñas) para otros.

Los niños y adolescentes que demuestran tendencias violentas o tienen dificultades con la ira en su interacción con otros, pueden estar afectados emocionalmente por la violencia en los medios, o demostrar comportamientos aprendidos, luego de una exposición a largo plazo a la violencia. A veces, las películas de violencia sádica así como los video juegos violentos son vistos en los medios de comunicación de las escuelas públicas en los programas de después de clases o en otros tiempos. Esto debería ser una preocupación para los directores y otros administradores de las escuelas públicas.

Gráfico 4

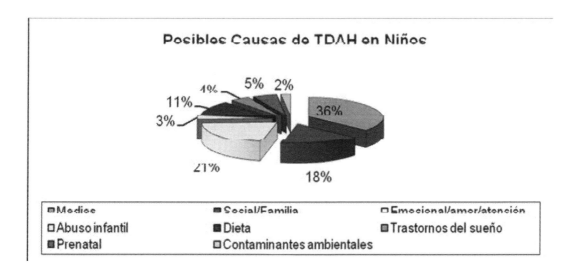

Esta es una lista sugerida de las posibles causas o influencias contribuyentes para el TDAH en niños, y hasta cierta extensión, adultos. Joel Nigg, Ph.D., en su libro What Causes ADHD?, proporciona evidencia de que hay causas para el trastorno. No es algo que surge espontáneamente, y que mientras que hay una predisposición genética para el TDAH, es la combinación de la predisposición genética con un número de otros factores que conducen al trastorno real, con toda probabilidad.

Los porcentajes que se ven en este cuadro son intuitivos más que científicos, y están destinados a ser aplicables a una amplia población y no para individuos. Algunas categorías se solapan tales como Social/Familia y Emocional/amor/atención, Abuso infantil. Se debe recordar también, que cualquier brecha en la vida familiar puede contribuir a otros factores, incluso prenatales, en el que, si la vida de una persona no está en buen estado, para empezar, entonces hay una mayor probabilidad que el cuidado prenatal pueda no ser adecuado, o que el niño no reciba el amor y la atención que necesita.

La pobreza también puede poner a uno a un mayor riesgo de contaminación ambiental tal como el envenenamiento con plomo. Un alto porcentaje de viviendas antiguas pueden aún tener pinturas con plomo en sus paredes y los niños pueden ingerir las virutas de pintura. Por lo tanto, muchos factores en este resumen pueden ser co-dependientes o influenciados mutuamente.

Gráfico 5. Gráfico de la Dinámica de la Salud Mental

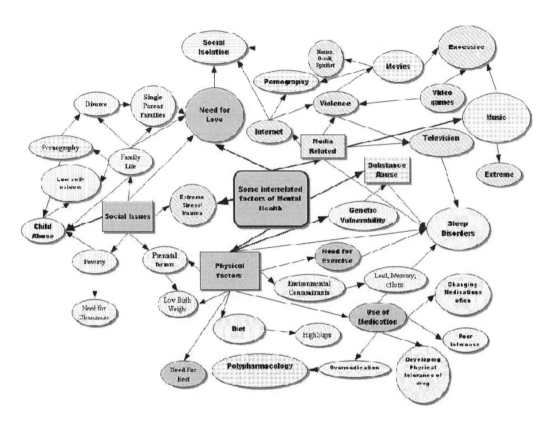

Por favor, vea la página web para una versión más amplia y leíble del gráfico de la dinámica de la salud mental.

www.winmentalhealth.com/images//charts/mentalhealthchart.jpg

El profesor emérito de la Universidad de Vermont y ex presidente de la Asociación Psicológica Americana (APA), George Albee, Ph.D., sintió que los problemas sociales estaban en la raíz de los trastornos de salud mental para un porcentaje significativo de la población.

El profesor emérito de la Universidad de Cornell y co-fundador del programa *Head Start* (preescolar) en los Estados Unidos, Urie Bronfenbrenner, y su Modelo Bioecológico de salud mental, proveyó múltiples factores, micro y macro, los que contribuyen a la salud mental y a los trastornos de salud mental. El gráfico de salud mental que se muestra arriba está configurado aproximadamente alrededor de ese modelo. El Modelos de Bronfenbrenner para la salud mental es infinitamente más útil que el popular modelo médico, en el que se basan la mayoría de los psiquiatras modernos (no psicólogos).

Además, otros modelos de salud mental tales como Psicología Positiva, que se originó y se continúa floreciendo en la Universidad del Estado de Penn, el modelo de Fortaleza de psicología, proporciona una perspectiva psicológica positiva que es positiva y ventajosa, como opuesto a la perspectiva general negativa del modelo médico, que básicamente involucra el etiquetado, la prescripción y el afrontamiento.

Bibliografía & Índice

ADDA Subcommittee on ADHD Coaching. (2002, November). The ADHD Guiding Principles for Coaching Individuals with Attention Deficit Disorder. *Attention Deficit Disorder Association (ADDA).* Retrieved from www.add.org/articles /coachingguide.html

ADHD & Coexisting Conditions: Tics and Tourette Syndrome. (2005). *National Resource Center on AD/HD.* Retrieved from CHADD website http://www.help4adhd.org/documentsM/ WK5a1 .pdf

ADHD in Children. (2010). *Mayo Clinic.* Retrieved from http://www.mayoclinic.com/health/adhd/DS00275

Adult ADHD (2010). *Mayo Clinic.* Retrieved from http://www.mayoclinic.com/health/adult-adhd/DS01161

Antidepressants with Novel Mechanism of Action. (2011, November). *Virginia Commonwealth University Research.* Retrieved from http://www.research.vcu.edu/ott/licensable_technologies/flash/DUK-10-43.htm

Armstrong, T. (1997). The Myth of the A.D.D. *Child - 50 Ways to Improve Your Childs Behavior & Attention Span Without Drugs, Labels or Coercion.* New York: Penguin-Putman.

Ashley, S. Ph.D. (2005). *ADD / ADHD Answer Book - The Top 275 Questions Parents Ask.* Naperville, II: Sourcebooks, Inc.

Attention Deficit/ Attention Deficit Hyperactivity Disorder. (2011, December 12). *Center for Disease Control and Prevention. Department of Health and Human Services,* Retrieved from http://www.cdc.gov/ncbddd/adhd/research.html

Attention-deficit/hyperactivity disorder (ADHD) in children —Treatment and Drugs. (2001, February). *Mayo Clinic.* Retrieved from http://www.mayoclinic.com/health/adhd/DS00275/DSECTION=treatments-and-drugs

Barkley, R., Ph.D. (1997). *ADHD and the Nature of Self Control.* New York: Guildford.

Barkley, R., PhD., Murphy, K. R., Fischer, M. (2008). *ADHD in Adults: What the Science Says.* New York: Guildford.

Barkley, R., PhD. (1995). *Taking Charge of ADHD: The Complete, Authoritative Guide for Parents.* New York: Guilford.

Barroqueiro, D., Ed.D. (2006, May). *The Art of Embracing AD/HD. Attention Deficit Disorder Association (ADDA).* Retrieved from http://www.add.org/e-newsletters/May07.htm

Barrow, K. (2006, July 6). The Ritalin Generation Goes to College. *About.com newsletter.* Retrieved from http://www.about.com

Bee, H., Boyd., D. (2007). *The Developing Child, 11th Edition.* Boston: Pearson.

Behavior & Development: the Trouble with TV. Too much television can have a negative effect on your child's math and reading scores. (2005, November). *Parents Magazine.* Retrieved from http://www.parents com/parents/story jsp

Beyond pills: 5 conditions you can improve with lifestyle changes. *Harvard Health Newsletter.* Retrieved December 2011 from http://www.health.harvard.edu.

Bibliotherapy: Reading Your Way to Mental Health. (2007, July 31). *The Wall Street Journal.*

Blood Test Might Predict How Well a Depressed Patient Responds to Antidepressants. (2011, Dec 15). *Science Daily.* Retrieved from http://www.sciencedaily.com/releases/2011/12/111215135853.htm

Bronfenbrenner's Ecological Systems Theory. *National-Louis University.* Retrieved January, 2012 from http://pt3.nl.edu/paquetteryanwebquest.pdf.

Bruhn, K., Waltz, S., Stephani, U. (2007, March). Screen sensitivity in photosensitivity children and adolescents: patient dependent and stimulus dependent factors. *Epileptic Disorders.* Retrieved from http://www.ncbi.nlm.nih.gov/pubmed/17307713

Carey, B. (2007, May 3). FDA Expands Suicide Warnings on Drugs. *The New York Times.*

Case, C., Dalley, T. (2008). *Art Therapy with Children: From Infancy to Adolescence.* London: Karnac.

Child population: Number of children (in millions) ages 0-17 in the United States by age, 1950-2010 and projected *2030-2050. ChildStates.gov.* Retrieved February, 2012 from http://www.childstats.gov/americaschildren/tables/pop1.asp?popup=true (Retrieved 2011, February).

Christakis, D., Zimmerman, F., DiGiussepe, D. (2004, April 4). Early Television Exposure and Subsequent Attentional Problems in Children. *Pediatrics. Vol. 113, No. 4.* Retrieved from http://pediatrics.aappublications.org/content/113/4/708.abstract

Cummings, H.M., Vandewater, E.A. (2007, July). Relation of Adolescent Video Game Play to Time Spent in Other Activities. *Archives of Pediatric and Adolescent Medicine.* 161: 684 - 689. Retrieved from http://archpedi.ama-assn.org/cgi/content/abstract/161/7/684?maxtoshow=&hits=10&RESULTFORMAT=&fulltext=cummings+gamers&searchid=1&FIRSTINDEX=0&resourcetype=HW CIT

Depression (Major Depression) - Depression and anxiety: Exercise eases symptoms. (2011, October 1). *Mayo Clinic.* Retrieved from http://www.mayoclinic.com/health/depression-and-exercise/MH00043

Dogget, M., PhD. (2004). ADHD and drug therapy: is it still a valid treatment? *School of Education, Colorado State University.* Retrieved from http://scottsdale.brainadvantage.com/PDF/ADHD%20and%20drug%20therapy.p df

Don't let your baby watch too much TV says Japanese experts. (2004, February). *Medical News Online.* Retrieved from http://www.medicalnewstoday.com/articles/5799.php

Drug Withdrawal. (2004, December 20). *Time Magazine.* Retrieved from http://www.time. com/time/magazine/article/0,9171,1009789,00.html

Eide, B., Eide, F. (2006). *The Mislabeled Child.* New York: Hyperion.

Edwards, E. (1989). *Drawing on the Right Side of the Brain.* New York: Tarcher/Putnam.

Fartery, E. (2000, October 4). Attention Deficit Disorder and a Mom's Heartaches. *The Record.* Retrieved from http://www.web2.bccls .org/web2/tram p2.exe/see_record

FDA Alert: Liver Injury Risk and Market Withdrawal. (2005, October). Alert for Healthcare Professionals: Pemoline Tablets and Chewable Tables (marketed as Cylert). *US Food and Drug Administration, Center for Drug Evaluation and Research.* Retrieved from http://www.fda.gov/downloads/Drugs/DrugSafety/PostmarketDrugSafetyl Inform ationforPatientsandProviders/ucm 126462.pdf

FDA Alert: Safety Alerts for Drugs, Biologies, Medical Devices, and Dietary Supplements. (2005, September*). FDA News. Food and Drug Administration.* Retrieved from *http://www.fda.gov/Safety/MedWatch/SafetyInformation/SafetyAlertsforHumanMe dicalProducts/ucm151073.htm*

FDA Issues Public health Advisory on Strattera (Atmoxetine) for Attention Deficit Disorder. (2005, September 30). *FDA News. U. S. Food and Drug Administration.* Retrieved from http://www.fda.gov/bbs/topics/NEW S/2005/NEW 01237.html

Focusing on Instruction. *Teach ADHD.* Retrieved 2011 from http://research.aboutkidshealth.ca/teachadhdAeachingadhd/chapter6

Gardener, A. (2005, July 19). Ritalin and Cancer. *HealthDay Reporter.* Retrieved from http://www.playattention.com/attention-deficit/artides/ritalin-and-cancer/

Ghaemi, N.S., MD; Shirzadi, A.A, DO; Filkowski, M., BA. (2008, September 10). Publication Bias and the Pharmaceutical Industry: The Case of Lamotrigine in Bipolar Disorder.

Medscape. 10(9): 211. Retrieved from http://www.ncbi.nlm.nih.gov/pmc/articles/PMC2580079

Glenmullen, J. (2005). *The Antidepressant Solution*. New York: Free Press. Glenmullen, J. (2000). Prozac Backlash. New York: Simon & Schuster.

Goode, E. (2003, January 1). Study finds jump in children taking psychiatric drugs. *New York Times.*

Gopfert, M., Webster, J., Seeman, M.V. (2004). *Parental psychiatric disorder: distressed parents and their families.* Cambridge: Cambridge University Press.

Gottesman, R., Ed. (1999). *Violence in America*. New York: Charles Scribner, Sons.

Gould, M S., Walsh, T.B., Munfakh, L.J. ; Kleinman, M., Duan, N., Olfson, M., Greenhill, L., Cooper, C. (September 1, 2009). Sudden Death and Use of Stimulant Medications in Youths. *American Journal of Psychiatry, VOL. 166, No. 9. 2009;166:992-1001.* 10.1176/appi.ajp.2009.09040472. Retrieved from http://ajp.psychiatryonline.org/article.aspx?articleID=101104

Green, L, Ottoson, J. (1990). *Community and Population Health, Eighth Edition*. New York, NY: McGrawHill.

Gualtieri, T.C., Johnson, L.G. (2007). Medications Do Not Necessarily Normalize Cognition in ADHD Patients. *North Carolina Neuropsychiatry Clinics, Chapel Hill and Charlotte.* Retrieved from http://www.ncneuropsych.com/research/ADDnormalize.pdf

Hallowel, E., M.D., Ratey, J. M.D. (1994). *Driven to Distraction Recognizng and Coping with Attention Deficit Disorder from Childhood Through Adulthood*. New York: Touchstone.

Harris, G. (2006, November 23). Proof is Scant on Psychiatric Drug Mix for Young. *New York Times.*

Hill, K., Ed.D. (2005). Personal Correspondence. Paterson, NJ.

Holden, C. (2004, October 26). Prozac may actually raise anxiety levels in newborn mice. *Science Now.*

How Coaching Impacts The Academic Functioning of University Students with LD and/or ADHD. (2011*). University of North Carolina.* Retrieved from http://www.unc.edu/ AHEAD_PRESENTATION_2011_UNC_CH_FINAL_000.ppt

Huxsahl. John, E., M.D. (2010). Do Food Additives Cause ADHD? *Mayo Clinic.* Retrieved from http://www.mayoclinic.com/health/adhd/AN01721

Iannelli, V. (2006, July). ADHD in the Summer. *About.com.* Retrieved from http://pediatrics.about.com/od/adhd/a/06_adhd_summer.htm

Imam, S., M.D., MPH; Sargenet, J. M.D. (2006, October 2). Association Between Television, Movie, and Video Game Exposure and School Performance. *Pediatrics.* Retrieved from http://pediatrics.aapublications.Org/cgi/content/full/118/4/e1061

It's Easier Seeing Green - ADHD curbed when kids play outdoors. (2004, March/April). *Psychology Today.* pp. 26,27.

Kelly, R. (2005, August 8). How to Quit the Cure-SSRIs. *Newsweek.*

King, S., Waschbusch, D., Pelham W., Jr, Frankland, B. W., Andrade, B. F., Jacques, S., Corkum, P. V. (2008, December 24). Social Information Processing in Elementary-School Aged Children with ADHD: Medication Effects and Comparisons with Typical Children. *Journal of Abnormal Child Psychology*. Retrieved from http://www.springerlink .com/content/pp7675p0777q>g15/

King, W. (2007, May 8). Babies, Toddlers watch lots of TV, new study finds. *Seattle Times*. Retrieved from http://www.seatletimes.nwsource.com.

Kluger, J. (2003, November 3). Are We Giving Our Kids Too Many Drugs? *Time Magazine*.

Kuo, F., E., Taylor, A. F. (2004). A Potential Natural Treatment for Attention-Deficit/Hyperactivity Disorder: Evidence From a National Study. American *Journal of Public Health*. Retrieved from http://ajph.aphapublications.org/cgi/content/abstract/9479/1580 http://www.ncbi.nlm.nih.gov/pmc/articles/PMC1448497/

Lambert, C. (2000, May/June). The Downsides of Prozac. *Harvard Magazine*. Retrieved from http://harvardmagazine.com/2000/05/the-downsides-ofprozac.html

Lipkin, P.H., Butz, A.M., Cozen, M.A. (2003). High Dose Methylphenidate treatment of ADHD in a Preschooler. *Journal of Child and Adolescent Psychopharmacology*. Retrieved from http://www.ncbi.nlm.nih.gov/pubmed/12804131 ?dopt=Abs tract.

Literacy. (2002). *Wisconsin Department of Public Instruction*. Retrieved from *http://dpi.wi.gov/pld/pdf/sn09.pdf*

Louv, R. (2008). *Last Child in the Woods, Saving Our Children from Nature-Deficit Disorder*. Chapel Hill, NC: Algonquin Books

Lugara, J. (2004, October). Disconnected from the real world: Is the new age of media & technology killing our kid's childhoods? *Metro Parent Guide*.

Many NIH-Funded Clinical Trials Go Unpublished Over Two Years After Completion, U.S. Study Shows. (2012, January 3). *Science Daily*. Retrieved from http://www.sciencedaily.com/releases/2012/01/120103211056.htm

Marsa, L. (2005, January 5). The Prozac Paradox Why antidepressants may exacerbate depression and anxiety in some kids and teens. *Popular Science*. Retrieved from http://psychrights.org/articles/PopularScienceProzacParadoxhtm

Mate, G. (1999*). Scattered: How Attention Deficit Disorder Originates And What You Can Do About It*. New York: The Penguin Group.

McNuff, J. (2005). Personal communication. Paterson, NJ.

Medicated Child, The. (2008, January 8). *Frontline, PBS*. Retrieved from http://www.pbs.org/wgbh/pages/frontline/medicatedchild

Medicating Kids: Interview with Russell Barkley. *Frontline, PBS.*
Retrieved 2008 from
http://www.pbs.org/wgbh/pages/frontline/shows/medicating/interviews/ba rkley.html

Meijer, W. E., PhD, Heerdink, E. R., PhD, Nolen, W. A., MD, PhD, Herings, R. M. C., PhD, Leufkens, H. G. M., PhD, Egberts, A. C. G., PhD. (2004). Association of Risk of Abnormal Bleeding With Degree of Serotonin Reuptake Inhibition by Antidepressants. *Arch Intern Med. 2004;164:2367-2370.* Retrieved from http://archinte.ama-assn.org/cgi/content/full/164/21/2367?maxtoshow=&hits=10&RESULTFORMAT= &fulltext=Welmoed+E.+E.+Meijer%2C+PhD&searchid=1&FIRSTINDEX=0&resou rcetype=HWCIT

Mind Launches Green agenda for Mental Health. Ecotherapy vs. retail therapy. (2007). *Heliq.* Retrieved from

http://www.huliq.com/21526/mind-launches-new-green-agenda-for-mental-health

Moody, S. (2007, April 15). Jefferson Award Presented to Dan Woldow— San Francisco Schools are kissing junk food goodbye. Here's Why. *San Francisco Chronicle.* Retrieved from http://www.sfgate.com

Moore, D., T., Ph.D. (2001). Behavioral Interventions for ADHD. *Your Family Clinic.* http://www.yourfamilyclinic.com/shareware/addbehavior.html

Movig, K.L., PhD, Janssen, M.W., M.D., Jan de Waal M., MD, PhD, Kabel,P. J., MD, PhD, Leufkens, H.G.M., PhD, Egberts, A.C.G., PhD. (2003, October 27). Relationship of Serotonergic Antidepressants and Need for Blood Transfusion in Orthopedic Surgical Patients. *Archives of Internal Medicine*, 203; 163:2354-2358. Retrieved from http://www.ncbi.nlm.nih.gov/pubmed/14581256

Neven, R. Anderson, V. Godber, T. (1997). *Rethinking ADHD: Integrated approaches to helping children at home and at school.* Australia: Allen & Unwin.

Newcomb, J., M.D., Sutton, V.K., Ph.D., Zhang, S., M.S., Wilens, T., M.D., Kratochvil, C., M.D., Graham J. Emslie, G.J., M.D., D'souza, D.N., Ph.D., Schuh, L.M., M.B.A., Ph.D.,Albert J. Allen, M.D., Ph.D. (2009, August). Characteristics of Placebo Responders in Pediatric Clinical Trials of Attention-Deficit/Hyperactivity Disorder. *Journal of the American Academy of Child and Adolescent Psychiatry.* Retrieved from http://www.jaacap.com/article/S0890-8567(09)66072-X/abstract

New Jersey Teaching Notes. (2005-2012). *Association for Youth, Children and Natural Psychology (AYCNP).*

New Prozac Blues. (2004, Dec 17). *Time Magazine.* Retrieved from http://www.time.com/time/magazine/article/0,9171,1009635,00. html

Nigg, J. (2006). *What Causes ADHD? Understanding What Goes Wrong and Why.* New York: The Guilford Press

Oflaz, F., PhD, Hatipolu, S., PhD, Aydin, H., MD. (2008, March). Effectiveness of psychoeducation intervention on post-traumatic stress disorder and coping styles of earthquake survivors. *Journal of Clinical Nursing*, Vol 17, Issue 5. Retrieved from http://www.ncbi.nlm.nih.gov/pubmed/18279300

Olfman, S., (Ed). (2007). *Bipolar Children, (Childhood in America).* Westport, CT: Praeger.

Olfman, S., (Ed). (2006*). No Child Left Different, (Childhood in America).* Westport, CT: Praeger.

Olfman, S. (Ed). (2008). *The Sexualization of Childhood (Childhood in America).* Westport, CT: Praeger.

Párraga H.C, Párraga M.I, Harris D.K. (2007). Tic exacerbation and precipitation during atomoxetine treatment in two children with attention-deficit hyperactivity disorder. *Internal Journal of Psychiatry in Medicine. 37(4):415-24.*

Pearce, J. (2008, March 3). Peter Neaubauer, 94, Noted child Psychiatrist. *New York Times.* http://www.nytimes.com/2008/03/03/nyregion/03neubauer.html

Pelsser LM, Frankena K, Toorman J, Savelkoul HF, Pereir, RR, Buitelaar JK. (January 2009). A randomised controlled trial into the effects of food on ADHD. *European Journal of Child and Adolescent Psychiatry.*
http://www.ncbi.nlm.nih.gov/pubmed/18431534

Rabiner, D. (2010, March). One Reason why Children with ADHD Should be Reevaluated Each Year. *Attention Research Update.*

Rabiner D. (2006, January). Side effects rates for medications. *Attention Research Update.* Retrieved from http://www.helpforadd.com/2006/january.htm

Rabiner, D. (2006, January). Understanding Parents' Concerns about Medication Treatment. *Attention Research Update.* Retrieved from http://www.helpforadd.com/2006/january.htm

Rabiner, D. (2006). What is ADHD? *Attention Research Update* . Retrieved from http://www.helpforadd.com/what-is-adhd

Range, L. Children's Health. *Attention! For families and Adults with Attention Deficit/Hyperactivity Disorder. CHADD.*

Ratey, J. An Update on Medications used in the Treatment of Attention Deficit Disorder. *Attention Deficit Disorder Association (ADDA).* Retrieved 2005 from www.add.org.

Read for Emotional Relief. (2006). *Healthy Person.* Retrieved from http://www.healthy-person. blogspot.com/2006/11/read-for-emotional-relief.html

Remembering George Albee. (2006). *Society for Community Research and Action.* Retrieved from http://www.scra27.org/George%20Albee.html

Richardson, W. (2005). ADHD and Stimulant Medication Abuse. *Attention Deficit Disorder Association (ADDA).* Retrieved from http://www.add.org/articles/med_abuse.html
Rief, S. F. (1993). *How to Reach and Teach ADD/ADHD Children.* Hoboken, NJ: Wiley & Sons.

Ritalin and Depression. (2007, March 8). *Med TV.* Retrieved from http://adhd.emedtv.com/ritalin/ritalin-and-depression.htm

Robertson, J. (1998). *Natural Prozac.* San Francisco: HarperSanFrancisco.

Rupin, T. MD, Garrison, M. PhD, Christakis, MD, MPH. (2006, November 5). A Systematic Review for the Effects of Television Viewing by Infants and Preschoolers. *Pediatrics*, pp.2025-2031.

Ryals, T, F., M.D. Retrieved April 9, 2011 from http://www.thadryals.com.

Sachs, G. (2007, March 28). Adding antidepressants to mood-stabilizing drugs does not affect (positively) bipolar depression (disorder.) study. New England *Journal of Medicine. Retrieved from http://www.nejm.org/doi/full/10.1056/NEJMoa064135*

Sigman, A., PhD. (2005). Remotely Controlled*: How television is damaging our lives - and what we can do about it.* London: Vermillion.

Study Shows School Breakfast Program Works in Newark. (2010, February). *Essex News. p.9.*

Schmidt, B., D. (1991). *Your Child's Health.* New York: Bantam.

Shannon, S.M., M.D.; Heckman. E. (2007). *Please Don't Label My Child: Break the Doctor-Diagnosis-Drug Cycle and Discover Safe, Effective Choices for Your Child's Emotional Health.* Ammaus, PA: Rodale.

Side Effects. Rx.com. Retrieved 2008 from https://ecom.nhin.com/nhin/servlet/DrugSearchEntry?CHAIN_ID=119080

Study finds early Ritalin exposure may have long term effects. (2004, December 20). *Mental Health Weekly.* Retrieved from http://www3.interscience.wiley.com

Szabo, L. (2006, March 27). ADHD Treatment is Getting a Workout; Doctors Turn to Exercise, other Drug Alternatives. *USA Today.* Retrieved from http://www.usatoday.com

Timmes, A. (2005). ADHD Through the Eyes of Girls. *NJ County Family Magazine.*

Tips to help live with ADD. *Living with ADD.* Retrieved 2006 from http://www.livingwithADD.com/tips.html

Walker, S. (1998). *The Hyperactivity Hoax.* New York: St. Martin's Press.

Wallis, C. (2006, March 19). The Multitasking Generation. *Time Magazine*, Retrieved from http://www.time.com/time/magazine/article/0,9171,1174696,00.html

Waschbusch, D.A., PhD, Pelham, W. E., Jr., PhD, Waxmonsky, J., MD, Johnston, C., PhD. (2009). Are There Placebo Effects in the Medication Treatment of Children With Attention-Deficit Hyperactivity Disorder? *Journal of Developmental & Behavioral Pediatric.* Retrieved from http://www.cogsci.ucsd.edu/~mboyle/COGS11-Summer/COGS11-website/presentation%20papers/placebos-adhd-effects.pdf

What are the real risks of antidepressants? (2005, May). *Harvard Health.* Retrieved from http://www.health.harvard.edu/newsweek/What_are_the_real_risks_of_antidepressants.htm

What is ADHD? *Kids Health.* Retrieved August 14, 2009 from http://kidshealth.org/parent/medical/learning/adhd.html

Wilens, T. (2006, January). Multisite controlled study of OROS methylphenidate in the treatment of adolescents with Attention-Deficit/Hyperactivity Disorder. *Archives of Pediatric and Adolescent Medicine.* 148(8), 859-861. Retrieved from http://archpedi.ama-assn.org/cgi/content/full/160/1/82

Wilens, T. E., Faraone, S. V., Biederman, J., Gunawardene, S. (2003). Does Stimulant Therapy Of Attention-Deficit Hyperactivity Disorder Beget Later Substance Abuse A Meta-Analytic Review Of The Literature. *Pediatrics, 111 179 185.* Retrieved from http://pediatrics.aappublications.0rg/cgi/content/abstract/111/1/179

Williams, J., Zickler, P. (2003, June). Researchers Probe for Clues to ADHD Medications' Protective Effects. *National Institute on Drug Abuse.* Retrieved from http://archives.drugabuse.gov/NIDA_Notes/NNVol18N1/Researchers.html

Wdraich, M. L, M.D., Wilson, D. B., Ph.D, White, W., M.D. (1995). The Effect of Sugar on Behavior or Cognition in Children. A Meta-analysis. *JAMA.* 274(20);1616-1621. Retrieved from http://jama.amaassn.org/cgi/content/abstract/274/20/1617

Yatko, M.D. (2012). *Trancework.* New York: Routledge.

Young, J, Giwerc, D. (2005). Just What is Coaching? *Attention Deficit Disorder Association (ADDA).* Retrieved from http://www.add.org.

Zimmerman, M., M.D., Ruggero, C, Ph.D., Chelminski, Ph.D., Young, D., Ph.D. (2007, December 24). Is Bipolar Disorder Overdiagnosed? *The Journal of Clinical Psychiatry* Retrieved from http://www.psychiatrist.com/abstracts/abstracts.asp?abstract=200806/060808.htm

Índice

114

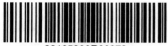

Made in the USA
Middletown, DE
13 December 2016